いくら技術があっても それだけでは繁盛しない！

繁盛治療院にする方法

高子 大樹
Takako Hiroki

つた書房

はじめに

「技術があればなんとかなる」

治療家を目指していた当時、私は師匠からそう言われて徹底的に技術を教わりました。
その甲斐あって、サッカー元日本代表岩本輝雄の専属トレーナーになり、クラブワールドカップオセアニア代表として出場する為にニュージーランドに一緒に移住し、サポートし成果を出しました。当時はテレビにもたくさん取り上げていただきました。

これだけの成果が出せていたら、きっと独立してもうまくいくに違いない。
開院したら、患者さんが沢山来てくれるだろうと確信していました。

しかし開院初月、売上はたったの6万円。

私の治療院は目の前が海だったのですが、開院祝いにきてくれた友人が

「海からは患者さん来ないよね……」

と慰めのような言葉をかけてくれたのを今でも憶えています。このように、私の独立スタートは、まったくうまくいっていなかったのです。

そんな私も、今では横浜市で整骨院を二院経営。現在は年商7000万前後を推移し、治療院経営者向けのオンラインサロン『治療院見える化経営会議』も運営しています。

開院直後のひどい集客状況に直面し、これではいけないとあらゆる方法を模索してきました。その結果、約3年で1人治療院で年商2000万を超えることができ、1院でMAX6000万の年商を作り出す事に成功し、新聞や雑誌、テレビなどメディアから多数取材を受けるようになりました。それだけではありません。あんなに集客に困っていた状態から繁盛治療院になれたことで、どうやって繁盛治療院にしたのかという方法を聞かれるようにもなっています。

本書はその方法をわかりやすく解説し、治療院の集客に悩まれている方が繁盛治療院になるために必要なことをまとめたものとなっています。

本書で主に取り上げるのは、大手治療院ではなく個人治療院の経営です。ですから、たった1人で奮闘されている治療家の先生であれば、役立てていただけるノウハウが多くあるはずです。本書の特徴は、私が貧乏治療院から繁盛治療院になるために行ってきたさまざまな集客施策の中から、成果があった方法だけを凝縮したという点です。1人もしくは2~3人という少人数の治療院経営はすべきことが多く、ゆっくり取り組む余裕はありません。ですから、効果的なものだけを抜粋し、集中的に取り組んでいただくことで結果が出せるようになっています。私の実例と共に紹介していますので、ぜひ参考にしてみてください。

治療院経営のメソッドにはさまざまありますが、個人治療院には個人治療院の闘い方があります。治療院経営はライバルも多いですが、その中でどうすれば勝っていけるのか。

その答えが、本書にあります。

本書が、日々患者さんのため努力を惜しまず、治療家として奮闘されているあなたの悩みを改善するきっかけとなることを願っています。

高子大樹

Chapter

04 誰でも出来る！ 好きな患者さんだけを集める方法

Chapter 05
技術の見える化をすれば売上は上がる

Chapter 06 究極の患者さんへの関心力を身につける

本書ご購入3大特典

特典❶ 本の購入者限定メールセミナー

本書をご購入頂きまして誠にありがとうございます。

今回は御礼もかねて明日から出来る「貧乏治療院から繁盛治療院になる方法」という7日間の購入者限定メールセミナーをプレゼントさせて頂きました

・月商100万円前後で将来が不安な先生

・自費移行や値上げが出来ずに苦しんでいる先生

・技術をお金に変える事が出来ずに悩んでいる先生

・マーケティングが大切なのはわかるけど何から手をつけていいかお悩みの先生

・スタッフ採用したもののスタッフの生産性が低くて悩んでいる先生

解決策の重要なヒントをメールセミナーの中でお伝えしています

是非とも今すぐゲットして下さい!

QRickit

https://www.reservestock.jp/subscribe/ZDdlYjFlNWFlY

特典❷ 繁盛治療院の先生が読んでいるメールマガジン

読むだけで繁盛治療院マインドになれる10年続けているメールマガジン

「繁盛治療院のヒント」

ご登録はこちら

QRickit

https://www.reservestock.jp/subscribe/24298

特典❸ 治療院向けのSNSのリアルな活用を学べるYOUTUBEチャンネル

魅せる技術!伝わる技術を身につけたい方は「くろまくチャンネル」をチェック!

https://www.youtube.com/channel/UC7ale7kxgudXRoVtGHmwkUA

Chapter

01

集客できずに将来が不安な先生へ

Section

01 あなたが繁盛しなければいけない理由

ニセモノ治療家に荒らされてはいけない

毎日一生懸命、患者さんのために勉強し技術を磨き続けているのに、なかなか患者さんが集まらない。そんな日々に悩んでいないでしょうか。でも一方で、大して勉強していなさそうなのに繁盛している治療院の先生もいます。そんな様子をみて、

「あの人は儲かっているのに、どうして自分はダメなんだろう」

「もしかして、自分の技術がよくないのだろうか。もっと勉強しなければ」

と、考えていないでしょうか。


治療院を開業する際に、多くの先生が直面するある問題があります。その問題とは、どうやって治療院を繁盛させるかということ。つまり、治療院の集客に関することです。

この業界は、残念ながらニセモノ治療家が多く存在する業界です。医師と比べると参入障壁が低いため、真面目に勉強しない人が簡単に治療家を名乗れてしまうのです（もちろん素晴らしい先生もたくさんいらっしゃるのですが）。

そのニセモノ治療家たちが厄介なのは、技術力は低くても集客力があるということです。集客力があるということは当然、連日たくさんの患者さんが治療を受けにやってくることになります。でも、もしも低い技術しか持たない人が大勢の患者さんの治療を行ったとしたら、その患者さんやこの業界はどうなってしまうでしょうか。

よくなるはずの患者さんの症状は余計に悪化してしまうでしょうし、そんな患者さんが増えれば「接骨院の先生はいい加減だ」という悪評が立ってしまいます。そういった悪評を巻き起こすようなニセモノ治療家が数人しかいないなら、業界全体への影響は少なく済みます。でも、その数が増えれば業界の信用は失墜してしまいます。

業界への信用が失墜し患者さんの総数が減ってしまえば、自分達の治療院の経営にも影響を及ぼしかねません。それだけではありません。経営がうまくいかなくなることで腕のいい治療家が減るのは、患者さんたちにとって治療機会の損失にもなるのです。

もしかしてあなたの素晴らしい治療を受ければ、よくなったかもしれない……。そんな患者さんが増えてしまうという現実をあなたは受け入れることができますか。

治療を必要とする人に治療を届けることができない――。

治療家として、これほど辛いことはありません。私たち治療家は、まず目の前の困っている人に対し知識と技術を駆使して治療してあげたいと思うものです。中には「儲かればいい」としか思っていない人もいるかもしれませんが、おそらくこの本を読んでいるあなたはそういうタイプの治療家ではないはずです。どちらかといえば、売上を上げるのは大事だけど、患者さんの役に立つことの方がもっと大事だと心底思っているような人ではないでしょうか。そんな素晴らしいあなただからこそ、是が非でも治療院を続けていただきたいのです。

勉強熱心な先生こそ、評価されないといけない

なぜ私が冒頭からいきなり熱く語ってしまうかというと、私自身、過去にとても悔しい思いをしたからです。

私には、尊敬している元治療家の先輩がいます。元というのは、現在は別のお仕事をされており治療家をやめてしまったからです。その方とは、開業のタイミングが同じだったこともあり頻繁に情報交換を行っていました。

お互い最初は集客がうまくいかず苦戦していたのですが、3年経った時に先輩は治療院を畳んでしまいました。一方私はというと、最初は集客に苦労したものの一生懸命さまざまな施策に取り組んだ結果、3年後には繁盛治療院の仲間入りが叶っていました。

その先輩は、私も何度か力をお借りしたことがあるほど高い技術力や対応力の持ち主だっただけに、「まさかあの先輩が治療家を辞めるなんて」と、私の衝撃はとても大きなものでした。

その先輩は、本物の治療家でした。それだけでなく、真面目で勉強熱心でお人柄も素敵でした。でも、そんな素晴らしい人でも評価されずに廃業してしまうことがあるものなのです。

技術だけがあっても繁盛しない

治療院を開業する前、私はサッカー元日本代表・岩本輝雄選手の専属トレーナーをしていました。当時は、プロも認める治療家として高い技術を提供していると自負していました。ですが、そんな私も最初は治療院の売り上げがほとんどなく、患者さんも来ない状況でした。いくら待っても患者さんからの予約は入りません。でも当時の私はその状況下でも頑なに信じていたんです。しっかりした技術力さえあれば、きっとお客さんがたくさんきてくれるだろう、と。

しかし、その考えは見事に外れます。

結局私は、当時の危機的状況から脱出すべく、必死で集客のための勉強を始めることになったのです。今の成功はその結果です。ここで本書の読者に受け止めていただきたいことは、いくら高い技術力があっても治療院を繁盛させられる訳ではないということです。

先ほどご紹介した先輩は、まさにこのパターンでした。

今思えばその先輩というのは、とても真面目で技術も高いのですが、口数が少なかったりどちらかといえば暗い印象がありました。ですから先生の本来のよさが患者さんにうまく伝わらなかったんだろうと考えています。ですが、それでもやはり大切なのは治療家としての姿勢や技術です。先輩やこの本を読んでくださっているあなたのような勉強熱心な先生こそ、正当な評価をされ、繁盛治療院になるべきです。

しかしながら、技術に対して勉強熱心な先生に限って、集客のためのマーケティングの勉強をしていなかったり、接客がうまくなかったりする傾向があります。

これまでいくつも、塾やコンサルティング、オンラインサロンなどをやってきている中で、〝もったいない〟事例をいくつも見てきました。技術があったら何とかなると思われている治療家は多いですが、それだけでは治療院を繁盛させられないという事実を知ってください。

先生の技術のすごさ、伝わっていますか？

治療家として患者さんに貢献し続けるには、技術力は必要です。しかし、同じだけの技量があっても治療院を繁盛させられる人とそうでない人がいます。なぜこういった差がついてしまうのか、その理由はなんだと思いますか。考えられる理由はいくつかありますが、大きな理由として、「先生の技術の凄さが患者さんに伝わっていない」ということがあります。

例えば、ぎっくり腰を治療する際のことを思い浮かべてください。

ぎっくり腰で来院される患者さんはたくさんいると思いますが、その患者さんを治療する際に、あなたはぎっくり腰が治るのにどのくらい期間がかかるのかという基準をお伝えしていますか。

仮に、以前ぎっくり腰になり、1週間動けなかったことがある患者さんが再びぎっくり腰になり、今度は3日間動けない状態になっているとしましょう。その1週間動けなかったという経験をしている傍ら、先生がぎっくり腰をたった1回の治療で動けるようにできたら、その患者さんはとても感動してくれますよね。たとえ3日くらいかかったとしても、過去に1週間動けなかった経験をしている患者さんであれば、「たった3日で動けるようにしてくれた！」と感動してくれるはずです。

ただ、こんな風に感動してくれるのは、過去にぎっくり腰を経験し、ぎっくり腰が治るのにどのくらいかかるのかを知っている人だけです。ということは、初めてぎっくり腰になった人は、いくら早く治してあげても先ほどのように「すごい！」という感動にはなりません。治ったことに対する感謝はされても、お医者さんに行って治してもらう感覚と同じで、「治って当たり前」だと思われてしまうのです。

基準を伝えずして凄さは伝わらない

治療院を繁盛させるには、まず先生の技術が素晴らしいことを患者さんに理解してもらわなければなりません。理解されなければ、あなたの技術力は当たり前だと思われ、もっと安く治療してくれるところや通いやすいところへ移ってしまう可能性があるからです。自分の技術がちゃんと素晴らしいことを伝えないのは、せっかく目の前の患者さんをみすみす逃してしまっているのと同じです。

では一体どうしたら自分の技術の素晴らしさが伝わるのでしょうか。
それは、**基準を伝えること**です。

基準というのは、治療にかかる平均的な期間のことだと考えてください。例えば先ほどのぎっくり腰を例にとると、ぎっくり腰は通常、炎症期間があり最初の3日間ほどは痛くて動けないのが一般的です。いくら湿布を貼っていたとしても、それだけでは1週間くらいは動けないはずです。しかしながら、こういった治療家としては当然知っていることを患者さん側は知りません。もしもこの基準を患者さんが知っていれば、湿布で1週間かかるところを3日とか1日で治すことができれば、患者さんからみて神の手と思ってもらえます。

基準を伝えないまま治療をしてしまうと、いくら先生の腕が優れていたとしてもその素晴らしさは理解されないということを理解しておきましょう。

問診票は繁盛治療院になるヒントが詰まっている

基準を伝えることが大事だと言いましたが、とはいえ、ただ伝えればいいというわけではありません。同じことを伝えるにしても、より効果的な伝え方ができたほうが、患者さんの心を掴めるからです。

患者さんの心を掴むには、患者さんが本当に望んでいる潜在意識に気づき、治療を提供してあげることが大事です。

では何をしたら患者さんの心が掴めるでしょうか。そのヒントは、普段使用している問診票にあります。問診票は患者さんの悩みや生活のことについて書かれるものですから、患者さんを深く理解するのに大変便利です。ただ多くの先生は、以前の勤務先で使用していた問診票をそのまま使っています。開業したばかりだと、右も左もわからないので、以前使用していた問診票と同じものを使うことはよくあります。でもその後も特に変更を加えず使い続けてしまっているのはかなりもったいないです。

実際に使用している問診票の見本

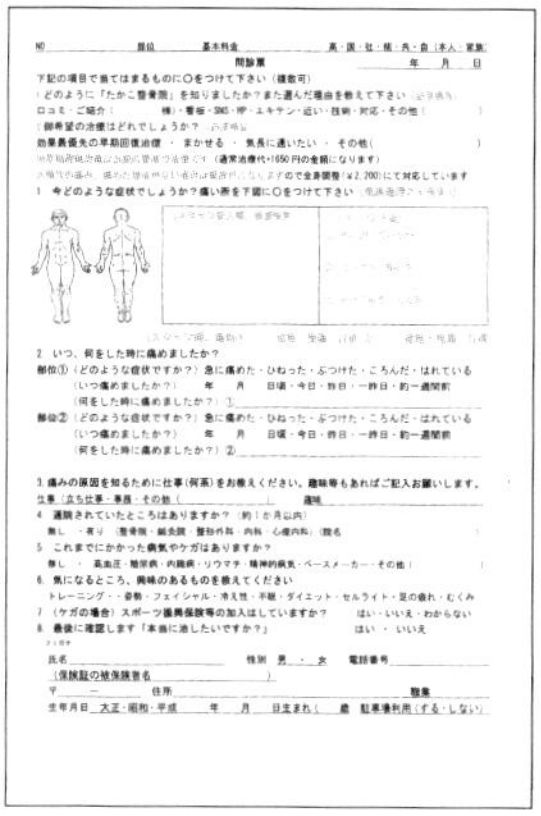
NO　部位　基本料金　高・国・社・組・共・自（本人・家族）
問診票　年　月　日
下記の項目で当てはまるものに○をつけて下さい（複数可）
どのように「たかこ整骨院」を知りましたか？また選んだ理由を教えて下さい
口コミ・ご紹介（　様）・看板・SNS・HP・エキテン・近い・技術・対応・その他（　）
御希望の治療はどれでしょうか？
効果最優先の早期回復治療・まかせる・気長に通いたい・その他（　）
（通常治療代+1650円の金額になります）
全身調整（¥2,200）にて対応しています
1　今どのような症状でしょうか？痛い所を下図に○をつけて下さい
2　いつ、何をした時に痛めましたか？
部位①（どのような症状ですか？）急に痛めた・ひねった・ぶつけた・ころんだ・はれている
（いつ痛めましたか？）　年　月　日頃・今日・昨日・一昨日・約一週間前
（何をした時に痛めましたか？）①
部位②（どのような症状ですか？）急に痛めた・ひねった・ぶつけた・ころんだ・はれている
（いつ痛めましたか？）　年　月　日頃・今日・昨日・一昨日・約一週間前
（何をした時に痛めましたか？）②
3 痛みの原因を知るために仕事（何系）をお教えください。趣味等もあればご記入お願いします。
仕事（立ち仕事・事務・その他（　））　趣味
4　通院されていたところはありますか？（約1か月以内）
無し・有り（整骨院・鍼灸院・整形外科・内科・心療内科）（院名　）
5　これまでにかかった病気やケガはありますか？
無し・高血圧・糖尿病・内臓病・リウマチ・精神的病気・ペースメーカー・その他（　）
6. 気になるところ、興味のあるものを教えてください
トレーニング・姿勢・フェイシャル・冷え性・不眠・ダイエット・セルライト・足の疲れ・むくみ
7（ケガの場合）スポーツ振興保険等の加入はしていますか？　はい・いいえ・わからない
8. 最後に確認します「本当に治したいですか？」　はい・いいえ
氏名　性別　男・女　電話番号
（保険証の被保険者名　）
〒　住所　職業
生年月日　大正・昭和・平成　年　月　日生まれ（　歳）駐車場利用（する・しない）

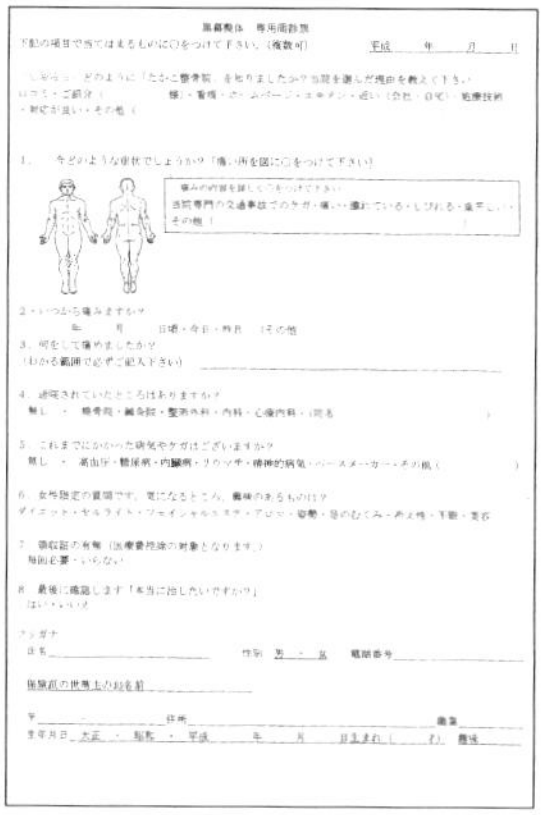
下記の項目で当てはまるものに○をつけて下さい。（複数可）　平成　年　月　日
1.　今どのような症状でしょうか？「痛い所を図に○をつけて下さい」
2. いつから痛みますか？
年　月　日頃・今日・昨日　（その他
3. 何をして痛めましたか？
（わかる範囲で必ずご記入下さい）
4. 通院されていたところはありますか？
無し・整骨院・鍼灸院・整形外科・内科・心療内科・（院名　）
5. これまでにかかった病気やケガはございますか？
無し・高血圧・糖尿病・内臓病・リウマチ・精神的病気・ペースメーカー・その他（　）
7. 領収証の有無（医療費控除の対象となります。）
毎回必要・いらない
8. 最後に確認します「本当に治したいですか？」
はい・いいえ
フリガナ
氏名　性別　男・女　電話番号
保険証の世帯主のお名前
〒　住所　職業
生年月日　大正・昭和・平成　年　月　日生まれ（　才）職場

Section

02

大手治療院が行っている事と貧乏治療院が陥りがちな事

施術のゴールは治すことではない

技術力の高さだけでは、治療家としては良くても経営はうまくいかないということを教えてくれた出来事があります。それは、貧乏治療院だったころに参加したセミナーで、ある大手整体チェーンのオーナーが発したある一言でした。

当時の私は、どうにかしてこの窮地を脱しようと比較的お金のかからないセミナーを選び、頻繁に足を運んでいました。そこで先ほどのオーナーから聞いたのは、「患者さんは、技術のうまさと超うまいの違いを理解できない」ということでした。さらに「うまい人を育てるのは比較的簡単だが、超うまい人を育てるのは非常に時間がかかり難しい。そのため、うまい人を育てることに注力している」とも仰っていました。

そのオーナーがされていたのは、多くの治療家がつい目指してしまうこととは反対のこと。技術力に秀でた100点満点の治療家ではなく、技術力は平均点よりやや上の治療家を増やすことで成功していたのです。

私たち治療家は、目の前の患者さんにとって誠実であろうとすればするほど、技術を高めることに夢中になってしまいます。患者さんが治療院に求めていることは、不調を治すことあるいはその解決策を知ることです。ですからそれに応えるため、ついつい技術のスペシャリストを目指してしまうというわけです。

決して技術力が要らないという話ではありません。技術力は必要ですが、仮に技術を極めたとしても、集客力向上とは因果関係がないということです。

あなたが治療院を繁盛させたいと考えるなら、2つのゴールを目指してください。

ひとつは、治した患者さんにリピーターになってもらうこと。2つめは、患者さんに口コミ・紹介してもらうことです。治療家である以上は、目の前の患者さんの悩みを解消し、治してあげなくてはなりません。しかし、それだけで終わってしまっては、治せば治すほど患者数が減ります。それを防ぐためにも、先ほどの2つのゴールが必要なのです。

2つのゴールを達成するために必要なこと

治療院を繁盛させるには、リピーターになってもらうことと口コミ・紹介をしてもらうことの2つをゴールに据えてくださいとお伝えしました。それでは、これらを達成するにはどのようなことをしていけばいいでしょうか。それは、患者さんの期待を超えるようにすることです。

リピーターになってもらうにしろ口コミ・紹介をしてもらうにしろ、根底にあるのは患者さんの信頼です。あなたも普段の生活で経験していると思いますが、感動した商品やサービスに触れた時、人は自然と誰かに伝えたくなります。「あのお店の○○がおいしかったよ」や「この本、あなたにおすすめ」などという紹介は、リアルの付き合いでもSNS上でも日々行われていることです。また、「このお店なら、誰を連れていっても安心」という、行きつけのお店がある人もいると思います。

人に紹介したくなる時、または何度も経験したくなる時に共通しているのは、期待以上のものが手に入った時か、それが手に入ると確信している時です。少し前に、リピーターや口コミの根底には信頼があると言いましたが、信頼とは期待以上のものが手に入り、それに対して感謝をした時に初めて生まれるものです。

信頼は可視化できるものではありませんが、見えない確かな何かで繋がっている縁はなかなか切れません。ですからあなたがこれから治療院を繁盛させていくには、このなかなか切れない縁をどれだけ生み出せるかが重要です。

では、信頼はどのように作り出すことができるでしょうか。それは、次の2つのポイントを押さえておくのが早道です。2つのポイントとは、患者さんに自信を伝えることと、コミットすることです。

具体的にどうすればいいかというと、まず、施術に入る前に必ず患者さんに「一緒に頑張ってくれるなら●日で治ります」とはっきりコミットするだけです。「治ります」と発言するのは怖いと感じるかもしれませんが、その場合は「自宅でセルフケアをしてくれるなら」などの条件をつけて伝えることをお勧めします。そうすることで、患者さんには自信のエネルギーが伝わり、「この先生に任せても大丈夫そうだ」と安心してもらえるようになるからです。

患者さんに自信を伝え、施術した結果、最初のコミット通りにきちんと治れば、口コミは高い確率で発生します。

ただし、この時の治療は約束通り最善を尽くしてください。患者さんに対し丁寧に施術し、あなたの誠実さと高い技術力をきちんと発揮するのです。ここで手を抜いてしまっては、リピーターになってもらうことも口コミ・紹介をしてもらうこともできなくなります。まずは真剣に向き合うことに全力を尽くしてください。

ちなみに、口コミが発生しやすいタイミングは初回の治療後です。

もちろん時間が経ってから発生する口コミ・紹介もありますが、基本的に人は、自分の問題が解消されると悩んでいたことを忘れてしまう生き物です。ですから、特に初回の治療時は気合を入れて臨んでください。

患者さんの症状だけを診ていませんか？

ここで一点だけ、注意していただきたいことがあります。

それは、いくら気合いを入れて治療に臨まなければならないからとはいえ、患者さんのことを置き去りにしないことです。気合いを入れて治療に臨んでくださいとお伝えすると、どうしても治すことだけに夢中になってしまうのが治療家の性です。


治療に集中するのはいいですが、患者さんの口コミ・紹介を起こそうと思ったら、感情を動かさなければなりません。なぜなら人は感情が動いた時しか行動しないからです。ですから治療中は施術に集中しながらも、患者さんの表情をきちんと確認するようにしてください。

自分ができているかどうかを確認したい場合は、自分の施術の様子を動画撮影してみると、相手からどのように見えているのかわかります。何度も動画撮影をして、客観的にみて自分が心から通いたいと思える状態を作り出せているかを分析してみましょう。これは私も実際に行っています。

Section
03 信者をつくりましょう

繁盛している治療院には、必ず熱心なファンがいます。熱心といっても、あくまで治療院のファンですから、スポーツやアイドルのファンのような熱狂さはないかもしれません。ただ、「自分にはこの先生でなければダメだ」と言ってくれる人はいます。そのような、あなたのことを絶対的に信じてくれる人、いわゆる「**信者**」を1人でも増やしていきましょう。

信者というと、怪しい印象がありますが、そういう意味ではないので安心してください。ただ、経営を安定させるなら信者の存在は不可欠です。なぜなら治療やメンテナンスに通い、支えてくれる人たちがいなければ、経営を続けることはできないからです。

信者をつくることは、激化するライバル治療院との戦いに勝ち抜いていく上でも大切です。かつて私が開院した頃は、それほど周辺に治療院がなくいわゆるブルーオーシャン状態だったのですが、今では近距離にいくつもの治療院ができてしまいました。自分の治療院の周りに競合ができるということは、すなわちそのエリアの患者さんを取り合うことになるということです。

その中で、患者さんに選んでもらえる治療院であり続けるには、患者さん側に通う理由を作り出さなければなりません。

患者さんが通う理由には、先ほどのように「この先生でなければ」というものであったり、家からの距離や料金などが理由になることもあります。後者の場合は、より優位な治療院が現れた時点でそちらを選ばれますから、なるべくなら前者を増やすことが大切なのです。

信者を作る時に大切なのは、どうしたら人を惹きつけることができるかという視点です。答えを言ってしまうと、人を惹きつけるには「**志**」が必要です。志とは、**人生をかけて成し遂げていきたいと思える「覚悟」のこと**です。

ここで、「自分にはそんな立派な志なんてない」と思わないでください。たとえすぐに今は浮かばなくても、必ずあなたの心の中には存在しています。日頃、経営やその他の日常に振り回されているとそうした志の存在を忘れてしまいがちですが、志はあなたが治療家として成功していくための軸になります。この軸となる志は、発信していくことでさらに太くて強い、滅多なことでは折れない軸となっていきます。そしてそれはやがて独自性となり人を巻き込んでいきます。

ちなみに私自身の志は、「諦めかけている人を応援し、挑戦する人をつくっていく」ということです。私はその手段として治療院を選んでいます。その原動力は、過去の私の挫折経験です。かつてプロレスラーになりたいと考えていた私は、柔道などいろいろとやってきましたが、結果的には諦め、挫折してしまいました。

今も時々振り返りますが、あの頃にどんなトレーナーと出会っていたら自分の夢を諦めなくてもよかっただろうか。頑張り続けられたかと思うわけです。その気持ちを今のこの仕事に託しているというのが、今の私です。

さて、あなたはどうでしょうか。

人生をかけて成し遂げたい志を思い出してもらえたでしょうか。もしもすぐに言葉にならないという場合は、キーワードだけでもいいので紙に書き出しておくことをおすすめします。

信者をつくるのに一番必要なのは志ですが、あなたのカリスマ性をより確かなものにするためのテクニックがありますので、ここからは少しその話をします。

カリスマ性を確かなものにしていくには、次の2つの方法があります。

1つは、予見していくこと。そしてもう1つは、主導権を握ること。この2つを扱いこなすことで、あなたの信者はますますあなたのファンになってくれます。

予見していくというのは、宗教で例えるなら予言することとよく似ています。要するに、相手が悩みを打ち明ける前に、あなたが悩んでいるのはここですか？　と言ってしまうのです。例えば、「その姿勢だと、首のこのあたりがよく痛くなりませんか？」という具合です。言い当てられた患者さんは、自分の悩みを言い当てられたことに対する驚きと興奮であなたに興味を抱き、信用していきます。1人1人確実に予見していくためには、自分なりの勝ちパターンを作っておくといいでしょう。

もちろん土台となるのは、先生の積み上げてきた技術であることはいうまでもないでしょう。

Section

04

主導権を握るのは、あなた

先生という仕事を成立させるには、先生と呼ばれる側に主導権があることが前提です。そもそも先生と呼ばれる仕事をするなら、その先生の価値が相手に伝わらないといけません。ですから、まずはその価値を伝え自分が先生であることを意識してもらえるような環境を作っていきます。

中には先生と呼ばれることを嫌う人もいますが、それでは主導権が握れずいつまで経っても信者は生まれません。例えば、患者さんからいつも「○○さん」と呼ばれている先生がいるとします。このような先生は、いくら自分が先生だと思っても患者さんからは「先生」だと認識されていません。ですからその状態から先生だと認識させるには、まずは自分のことを「先生」と呼ばせるところから始めてみてください。具体的な方法としては、第三者の声を使うのがポイントです。

患者さん「○○さん（あなたの名前）は、丁寧ですよね」

あなた「ありがとうございます。この間、他の患者さんからも『○○先生は、いつも丁寧ですよね』と言われたんですよ。そう仰っていただけるととても嬉しいです」

という具合です。ポイントとしては、患者さんに他の患者さんは自分のことを「○○先生」と呼んでいると気付かせることです。ここで、先生と呼ばせたいからといって「私のことは、次回から○○先生と呼んでくださいね」などと言ってしまうのは、角が立ちますし患者さん離れに繋がりますから絶対にやめてください。あくまでも本人に気がついてもらうことが大切です。

患者さんの方が主導権を握ってしまうケースがありますが、ここからは少しその対処法についても説明しておきます。

患者さんに主導権が渡りやすいケースは、質問の多い患者さんに当たったときです。

患者さんからの質問に対し丁寧に答えても、それでは満足してもらえず次から次へと「この場合はどうすればいいですか？」「じゃあ、こんな時は？」と質問攻めにするのです。質問攻めが続いてしまうと、やがて主導権は患者さん側に渡ってしまいます。先生が「教える立場」になれず、「聞かれたことに答える立場」になってしまうためです。

そんな時は、変則的ですが質問に対し質問で返すのが効果的です。

患者さん「次に痛くなった時はどうすればいいんですか？」
先生「その時は、この部分を冷やしてください」

患者さん「では、〇〇のような時はどうすればいいですか？」
先生「その時は、ここをこうします」
先生「ただ、もしもそこが痛くなってしまった時は、どうすればよかったでしょうか」
患者さん「冷やす？　でしょうか……」
先生「その通り！　もしも痛みが出てきたら冷やしてくださいね」

という具合に、少し前に答えた内容を聞き返すなどして、相手に答えさせることで主導権を握り返していきます。

主導権を握られてしまうケースは、質問攻めにされる時のほかに「痛いです」という言葉が頻繁に出てくる時です。

先生「ここはどうですか？」
患者さん「痛いです」
先生「こうすると、どうでしょう」
患者さん「まだ、痛みます」
先生「では、これで少しは楽になりませんか」
患者さん「うーん、まだ痛みがあります」

このようなケースです。この時、患者さんとしては正直に訴えているだけなのかもしれませんが、自分の施術がうまくいっていないような空気感が出てしまい、主導権が患者さん側に渡ってしまいます。その場合には、こちらが基準を用意することで主導権が渡るのを防いでいきます。

方法はいろいろありますが、例えば肩が上がらなくて痛いと訴えている患者さんがいるとします。

来院時、Aのところまでしか肩が上がらなかった患者さんに施術をしたら、Bのところまで上がるようになったとします。本当はそれだけでもすごいのですが、まだ少し痛みがあることもあります。

ここで「どうですか？」とふんわりした質問を投げてしまうと、先ほどのように「まだ痛いです」という返事をされやすくなりますから、こちらが基準を前もってお伝えしておくのです。

「先ほど、Aまでしか上がりませんでしたよね」

「まだ若干痛みはあるかもしれませんが、ここまで上がるようになったはずです。この痛みは徐々に和らいでいきますから安心してくださいね」

というトークをしていきます。

先ほどのトークでのポイントは、「痛みがある」「改善している」「徐々に痛みはなくなる」という基準をあらかじめこちらが伝えていることです。このように、基準をお伝えするだけで相手から「痛い」を繰り返されることはなくなります。「痛み」を基準にしてしまうと、その痛みを感じるのは患者さんだけですから、どうしても患者さんが主体になってしまい、主導権を握られてしまうのです。

他には、こういったケースもあります。

それは、反応の鈍い患者さんに当たるケースです。私も決して得意ではありませんが、このタイプの患者さんの場合は、相手のペースに巻き込まれないことが大事です。

相手の反応が鈍いだけで、ついおどおどしてしまう先生がいますが、それでは主導権を握られてしまいます。ですから、それに引っ張られないよう、こちら側が強く出てしまうのがポイントです。具体的には「これが普通です」というような言葉かけで、当たり前基準を示してください。

優しい性格の先生に多い傾向で、患者さんのおしゃべりを切れないということがあります。自分の話をしてくれる患者さんの話を聞きすぎてしまい、会話を切るタイミングを失うと、やはり主導権を握られてしまいます。その時は、「姿勢を変えてみましょうか」と体位変換を促すことでその流れを断ち切れることが多いので試してみてください。

質問力を制する物は、主導権を制する

ここまでで、主導権が患者さんに渡りやすいケースやその回避策についてお伝えしてきまし

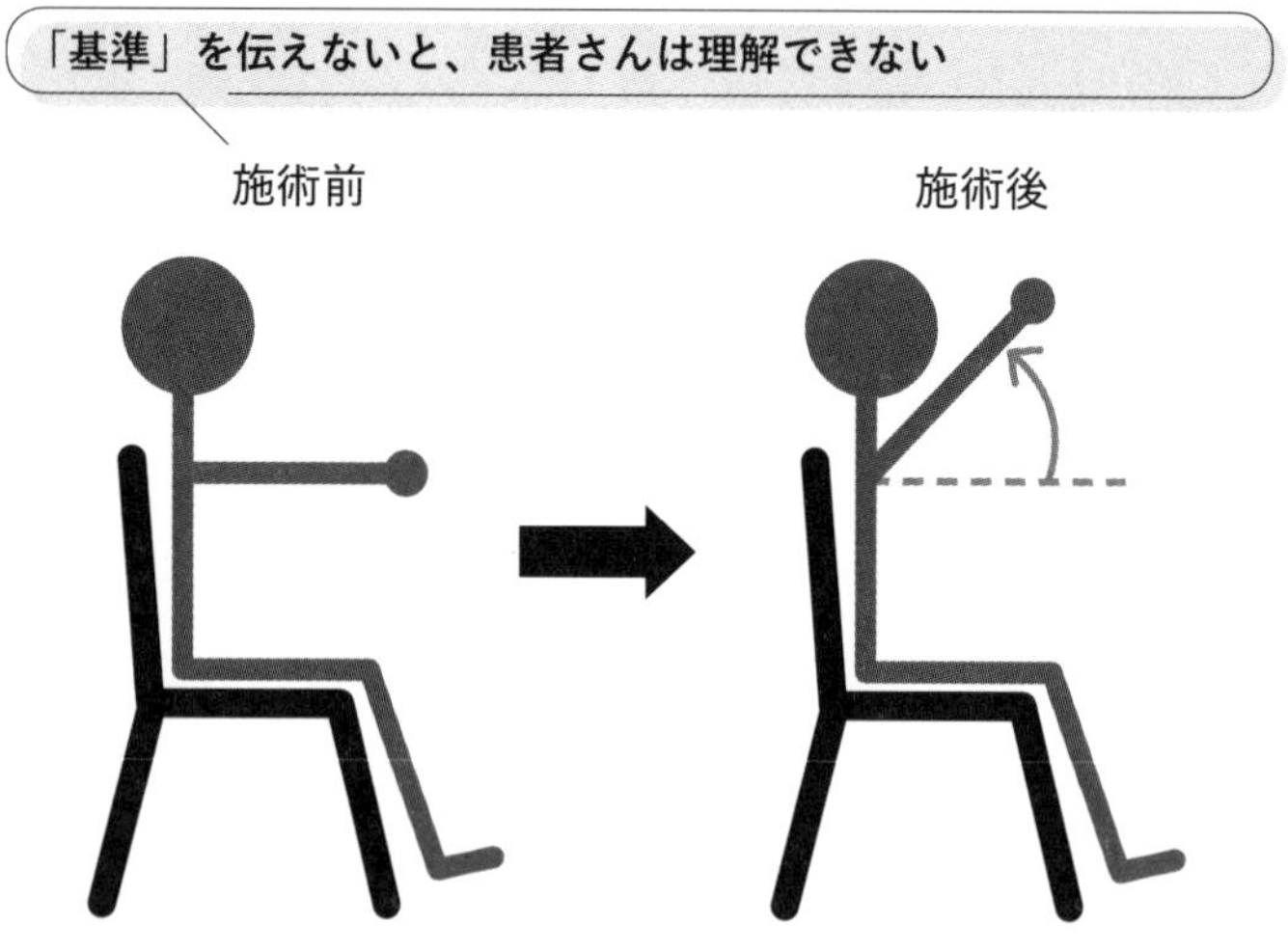

「基準」を伝えないと、患者さんは理解できない
施術前
施術後

た。次にお伝えしたいのは、質問力です。なぜ質問力なのかというと、この力を高めることで主導権をコントロールできるようになっていくからです。主導権を取りやすくする質問には、5種類あることを知っておく必要があります。

(1) 疑問

疑問は「なぜ~なんですか」という質問です。この質問をするときは、相手の本質的なところを引き出したい時に使います。

例えば、日頃野球をしている患者さんの施術をする際に、「なぜ野球を始めたんですか?」と質問するという具合です。

(2) クイズ

クイズは、相手の技能や知識レベルを問いたい時に使います。

例えば「○○筋はどこでしょう」とか「腰痛の時は、温めると冷やす、どちらが正解でしょう」といったように使っていきます。

（3）命令

命令というのは、一見質問だと思えないかもしれません。でも、「〇〇さんは～をしないのですか？」という伝え方は質問しているようでいて、命令の要素を含んでいます。「～をしなさい」と患者さんに命令すると嫌われてしまいますが、やんわりと誘導していく方法としてはアリです。

（4）尋問

尋問は「どうして～をしたのか」と相手に訊ねる場合に使う質問です。例えば、「なんで痛くなるんですか？」などの尋問は、謝罪か言い訳しか返ってこないという特性があることを理解しておいてください。

（5）Ｈｏｗ（どうすればいいか）

相手に考えさせ、その答えを引き出したい時もこの質問のタイプを使います。

例えば、何か失敗をしてしまった相手に対し「それでは、どうすればよかったでしょうか？」と訊ねるような時はＨｏｗの質問を使います。

なぜ質問の種類を紹介するかというと、成功している人ほど高い質問力を持っているからです。特にＨＯＷの質問をうまく使えるほどしっかりと主導権を握り、患者さんの感情をコントロールでき信用・信頼されるからです。ということは、裏を返せば質問力を高めれば成功者に近づけるとも考えられます。質問力を制すれば、相手の情報をうまく引き出せるようになりますから、相手との信頼関係も深まります。あなたも、自分からつい話してしまう相手には、心を許してしまうことがあるのではないでしょうか。ですから「この人には、つい色々話してしまう」と思ってもらえるような人を目指してください。

Section

05

いい人をやめて個性を出しましょう

個人治療院とグループ院との戦い方は違います。個人治療院の生存戦略としては、まず自分の強みをつくり、それをしっかりアピールしていくことが大切です。

うまくいっていない治療院の先生方とお話ししていて感じるのは、みなさんがとてもいい人すぎるということです。患者さんのことを真剣に考え日々熱心に勉強されているのですが、それだけでは単なるいい人で終わってしまいます。

少しキツい言い方になるかもしれませんが「いい人どうでもいい人」という言葉がありま す。要は、いい人というのは相手にとって大した影響力のない人だという意味です。ですから、自分の強みを考えそれを発信していくことが大事なんです。その積み重ねによって、あなたの独自性が磨かれ、ライバルに勝っていくことができます。

強みを打ち出しましょうという話をすると、「いやいや、うちは治療院なので」と引いてしまう人がいますが、そう感じてしまう人は、ライザップがなぜ成功したかを考えてみてください。

ライザップが売っているものは、トレーニングだけだと思われがちですが、本当はトレーニングとコーチングを掛け合わせたサービスを売っています。さらに、利用者に対するフォローも行っているので、実際は3つの要素を掛け合わせたサービスを提供することでそれが独自性となり爆発的な成果を出しています。ライザップから学べることは、個性は掛け算から作られるということです。

あなたにまずやっていただきたいのは、自分の強みを20個書き出すことです。自分の強みを紙やノートに書き出したら、それを自分の身近にいる家族や親しい人にみてもらい、どのように感じるかコメントをもらってください。その中で、一番よく言われる強みが、あなたが打ち出すべき強みです。

また、親しい人たちだけでなく初めての人が感じる第一印象を知っておくことも大切です。先ほど挙げた20の強みを、初めて会う人や初診の患者さんにも見ていただき、第一印象としてどう感じるかを聞いていきます。すでにお伝えしたように、口コミは初回で起こる確率が高いですから、初診の患者さんに与える印象がどうかを客観視することが大事なのです。

先ほど考えた強みは、専門用語で**USP（Unique Selling Proposition）**とよくいわれます。USPとは、お客様から見た自社の独自の強みという意味で使われ、競合との差別化を図るための土台として考えられます。

先ほど、ライザップの例を借りて個性は掛け算で作られるという話をしました。USPはつまり強みとなる個性のことですから、あなたらしい要素や強みを複数掛け合わせていくことでUSPを作り出していきます。

USPを作ることができたら、次はそのUSPによってライバルの治療院と差別化できるかどうかを確認していきます。差別化できるかどうかを分析するときに使うのは、次の図にある

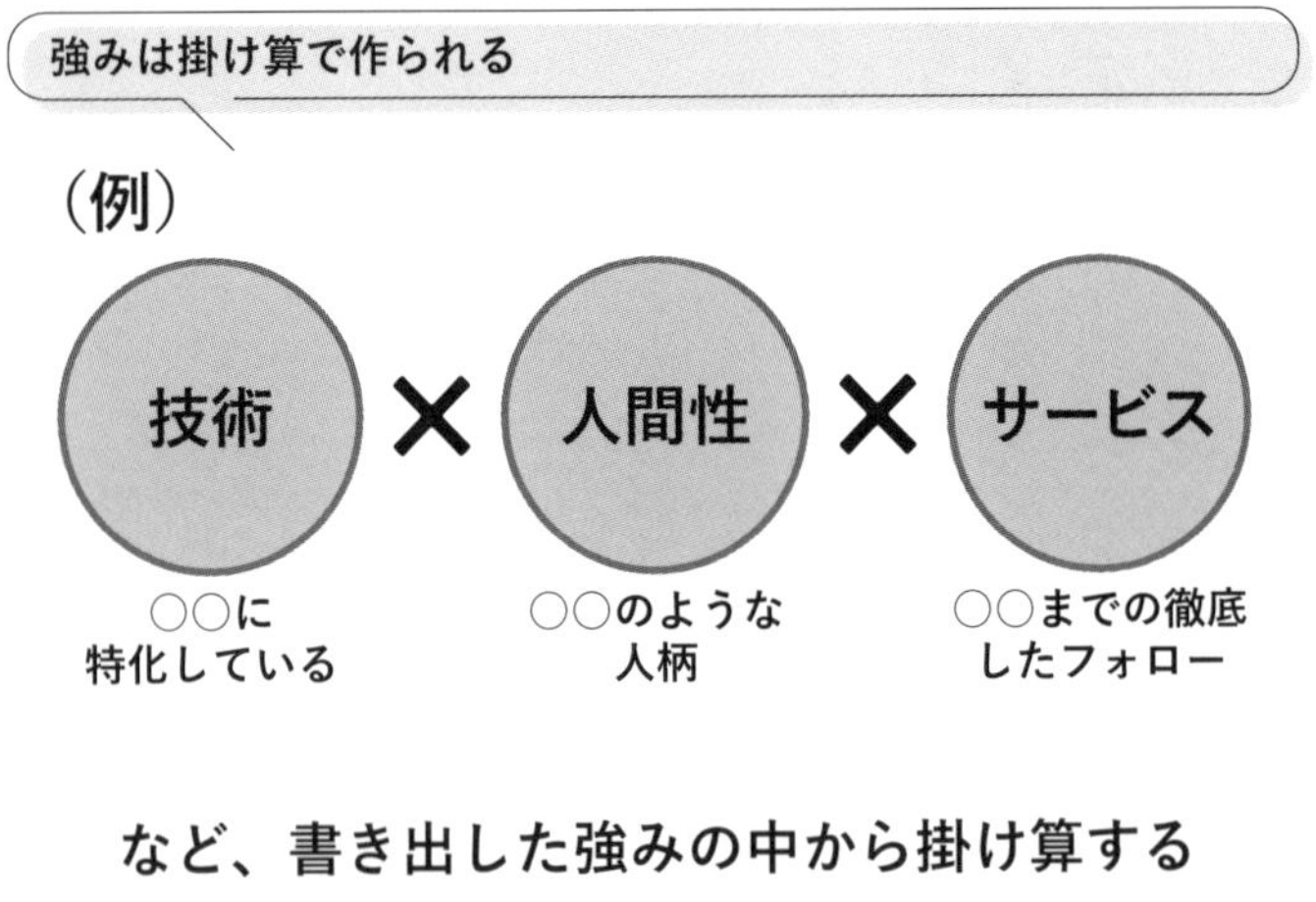

ような3C分析というフレームワークです。

3C分析は、自社の強みと競合の強み、そして顧客が求めていること（顧客ニーズ）を並べ、自社の立ち位置や優位性を明確にしていくために用いられます。

自社の強みは先ほどのUSPが当てはまります。それだけでなく、サービスの価格や立地条件など強みと考えられるところはすべて書き出していきましょう。それが終わったら自社で行ったことと同様のことをライバル（競合）治療院に対しても行っていきます。

さらに顧客ニーズでは、今いる患者さんやこれから患者さんになってくれる人たちが治療院にどのようなことを求めているかを書き出しま

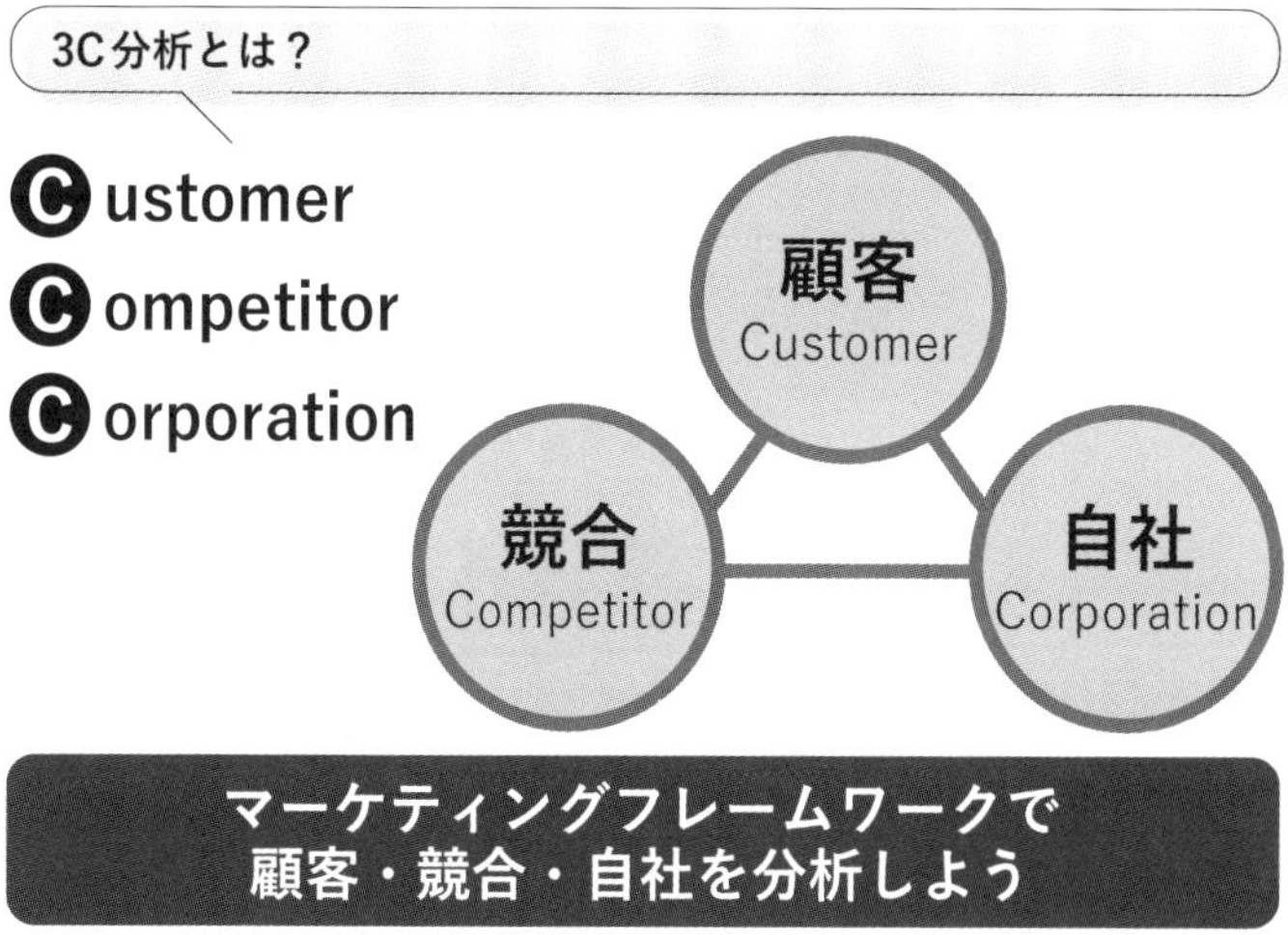

す。

このように、自社、競合、顧客と、三者の立場に立って考えると、自然に自社の優位性が見えてきます。この時、もしも自社の強みは弱すぎると感じたら、再び自社の強みを再考していきます。例えば、思い切って肩こり専門としてしまうのも戦略のひとつですし、初診料金を見直して見るのもいいかもしれません。

大事なのは、「あの人と言えば、○○」となるような印象付けをしていくことです。顧客の第一想起を狙うことで、来店（再来）してもらいやすくなったり、口コミをしてもらいやすくなったりします。

Section 06 自分を変える方法とは

本書では繁盛治療院になるための考え方をお伝えしていますが、それらを素直に受け入れ行動に移せる人は多くありません。頭ではわかっているけれど、自分を変えることができないのです。ただ、少なくとも現状のままでは治療院経営の状況は変わりません。現在の状況を変え、繁盛治療院にしていくには、やはりあなた自身が変わっていく必要があるのです。

さて、ではなぜ人は自分を変えることができないのでしょうか。ここからは、自分を変えるための方法についてお伝えしていきます。

自分を変えられない人たちに共通するのは、必ずなんらかの理由をつけて変われない理由を並べることです。例えば治療院経営がうまくいかない人であれば、「うちの患者さんたちが……」と患者さんの質のせいにしたり、「この地域はそもそもターゲットが少ないから」と環境のせいにしたりします。あるいは本書をはじめとするノウハウ本や教材などで勉強している人であれば、「あの人のノウハウがダメだ」などと人のノウハウのせいにしたりすることもあります。でもそれらはすべて、自分を変えられないことを正当化しているだけです。

つい他人のせいにしてしまう人たちの深層心理には、面倒くさいという「慢心」があります。変わらなくても現状はなんとかなっているので、新しく何かをすることは面倒です。本当は面倒なだけなのを正当化するためにあれこれ言い訳を作り、やらなくても仕方ないと思えるように仕向けていきます。

変わりたい、あるいは変わらなきゃと思っている人で現実が変えられていない人に理解していただきたいのは、自分が変わる覚悟を持たなければなんともならないということです。

なぜここまで言うかというと、そのままではいつまでも自分のことを承認することができなくなってしまうからです。

例えば毎回ダイエットに失敗している人は、失敗癖がついてしまっています。一度失敗癖がついてしまうと厄介で、「私はどうせ痩せられない」と自分で思い込むようになってしまいます。このネガティブなスパイラルに入ってしまうと、ますます自分を変えることができなくなり、さらに自分のことを認められない自分になっていきます。

自分からの承認が得られないと、人は他人からのSNSのいいねの数を追いかけるなど、他人からの承認を追いかけるようになります。でも、その状態は自分の人生の主導権を他人に委ねているのと同じです。少し前では患者さんとの関係性づくりとして主導権を握りましょうと書きましたが、そこでは施術の主導権を患者さんに渡してしまうと施術がうまくいかなくなっていくという話をしました。それと同じく、他人に人生の主導権を渡すと、自分の人生がうまくいかなくなります。

私がよくイメージしているのは、承認のオイルと呼んでいる下の図です。

承認のオイルのイメージ

自分を変えていくには、自分ならできるという自己肯定感や自分を信じる力が必要ですが、これらを支えているのは自己承認です。ただ、自己承認は可視化できないので、あえてわかりやすく先ほどの図を使って考えていきます。

本来人は、この自己承認のツボがいっぱいの状態で生まれてくると考えてください。でも、日々を過ごしていく中で、人から何かを言われたり失敗したりして、少しずつ自分に対する自信を失っていきます。承認のオイルが減ってしまうのです。

オイルの減少量がわずかな程度ならまだいいですが、これがなんらかの理由によってどんどん減ってしまうと、このツボは空になってしまいます。

ツボが空になってしまうと、自分のことをまったく信じられない状態になってしまうので、人はどうにかこのツボを満たそうとして、他人からの承認で満たそうとするのです。

仮に他人のオイルでいっぱいになってしまったツボは、もはや自分のものではありません。そうなると、常に他人の目を気にして生きていかなければならず、とても窮屈で辛い人生になってしまうのです。

さて、ではこの承認のオイルを自己承認で満たしていくにはどうすればいいでしょうか。

それは、簡単かつ小さなことでいいので何か自分との約束を守ることです。実際私は15歳から25年間、毎日欠かさず日記をつけています。たったそれだけのことですが、日記を書き続けられていることは、私に「自分は続けることができる人間だ」というポジティブなイメージを与えてくれ、さらに自分ならできるという自信を与えてくれます。

自分を変えるというと、何かすごいことをやらなくてはいけないと考える人が多いですが、十中八九失敗します。例えるなら、今3段しか跳び箱を飛べない子どもが、いきなり10段の跳び箱に挑戦するようなものです。3段飛べるなら、4段を確実に飛べるようにするところから始めればいいのに、いきなり高すぎる10段を飛ぼうとしますから、当然できません。

そうすることで何が起こるかというと、失敗体験ばかりが積み重なっていくのです。失敗体験の積み重ねは、やがて「自分は何をやってもできない」というネガティブなセルフイメージに変わります。

こんな風にならないためにも、まずは小さなことから始めていく。これが自分を変える時のコツになります。もしも挫けそうになったら、その時は先ほど考えた「志」を思い出してください。志を忘れてしまうと、なんのために頑張っているのかわからなくなってしまい挫折しやすくなります。それを防ぐためにも、志を毎日見るノートなどに書いておき、確認することを習慣化していきましょう。

Chapter

02

繁盛治療院になることで得られる7つのメリット

Section

01 お金に働いてもらえるようになる

消費と投資の違いを知っておこう

1章では今の自分のやり方や自分自身を変えていくことについてお伝えしましたが、いきなり変えてくださいと言われても、それなりのメリットがなければモチベーションが続きません。ですからこの章では、本書にあることを実践することでどんな未来が待っているかを説明していきます。

本書には貧乏治療院から繁盛治療院になる方法。つまり、今よりも多くのお金が手に入るようになる方法が書かれています。ただ、だからといって今の生活レベルを急に変えるようなことはしないでください。少しうまくいったからといって生活レベルを急に引き上げてしまっては、いつまで経っても働きアリのままになってしまうからです。

本当に豊かになっていくには、お金の使いかたを間違えないことです。お金の正しい使いかたを理解するには、まず消費と投資の違いを知ることが大事になります。

ここでいう消費というのは、車や美味しいもの、贅沢品にお金を使うことです。ベンツや高級ホテルを利用するのは、消費です。一方投資とは、わかりやすいところでいえば土地や不動産です。購入した金額よりも、価値が上がったり下がったりするような物は投資に分類していいです。

さて、では誰もが知っている高級時計ロレックスはどちらに分類したらいいでしょうか。正解は、どちらの要素もあるということです。一見すると消費のようですが、価値変動がありますから投資にもなります。

これから手元に多くのお金が入ってくると、ついつい消費行動に走りたくなります。ですから考えなしに消費行動に走るのはやめ、投資か消費かを自分で見極めながらお金をつかえるようにしていきましょう。そうすることで、あなたの手元には稼いだお金より多くのお金が残り、想像できないくらい豊かになれます。

Section

02

好きな患者さんだけを選べるようになる

カリスマ性が高まる

繁盛院になるとカリスマ性が高まり、**好きな患者さんだけを選べるようになります**。治療家としては、分け隔てなく必要としている人に技術を提供するほうがいい気がします。私もそう思います。ただ、中にはどうしても相性の悪い、苦手な患者さんがいます。苦手な患者さんとの関係性を改善していくことも大切ですが、そうするリスクは、苦手な患者さんに囚われることによって自分の技術やサービスの質、あるいはコンディションが低下してしまうことです。

仮に同じ時間帯に常連さんと苦手な患者さんがいたとすると、苦手な患者さんとの揉め事などを常連の患者さんに見せなくてはなりません。常連の患者さんは心配してくれるでしょうが、不快な想いをさせていることは事実です。常連の患者さんを不快にさせないためには、やはり自分の状態を常にいい状態でキープしておくことが大事なんです。そのためであれば、好きな患者さんだけを選ぶというのも重要なことではないでしょうか。

繁盛院になりカリスマ性が高まると、好きな患者さんだけを選べるようになるだけではありません。自分の個性が強みになりますし、苦手な人を断っても平気になります。それから、自分の個性を好きだと言ってくれる人たちだけが集まるので、患者さんから自分の個性を許してもらえる関係性が築けるようになります。

では、カリスマ性を高めるためには何をすればいいでしょうか。

今の時代、やるべきことは発信です。具体的な発信の仕方については後の章で触れるため割愛しますが、発信する上で意識すべきことは、インパクトです。真面目に治療と向き合う必要はありますが、個性を全開にして発信を重ねていくことで「あの人なんだか面白そう」と興味を持ってもらえるようになります。具体的な方法については、後ほど説明します。

Section 03

優秀な人材の獲得が可能になる

ブランド力は安心になる

繁盛治療院になることで、**優秀な人材も獲得できるようになります。**

治療院がたくさんある現代では、選ぶ側もどの治療院を選んでいいのか迷ってしまうくらいです。そこで基準になるのは、ブランド力です。

ブランド力は「これなら大丈夫」「この治療院なら安心」という安心感を人々に与えます。そもそも日本人は長い物に巻かれたがるところがありますが、最近の学生は特にその傾向が強いと感じます。

繁盛治療院としてのブランド力が揺るがないものになってくると、こちらが特に何もしなくても自然と優秀な人材が集まってくる流れをつくり出せるようになります。

学校にGIVEして貢献しよう

ブランド力をつけると、学校でのゼミなどの授業も受け入れてもらいやすくなります。

学校での授業は決して高い報酬が得られるわけではありませんが、授業を通して自分のことを生徒に知ってもらう機会になりますから、授業を聞いて「よかった」と言ってくれる人が入社してくるようになります。

さらに、患者さんから弟子入りしてくれる人も出てきます。この場合、もともとは施術していた患者さんですから、先生と生徒という立場関係もできていますし、尊敬もされているいい関係性が築けていることが多いです。

これが仮に、いつも暇していそうな貧乏治療院だったらこのような展開にはなりません。なぜなら、技術力が高い先生だとわかっていても、貧乏治療院の先生の元では自分が活躍するチャンスは少なさそうですし、収入面でも不安を感じるからです。

ですから「この先生の元で働いて、この先生のようになりたい」という人をいかに増やせるかが重要だということ。それには、やはりブランド力が必要になるということです。

Section

04 セミナー講師としての仕事が増える

セミナーをすれば、収入源と見込み客を増やせる

あなたの治療院が繁盛すると、その**方法や秘訣を知りたいという人が増えてきます**。ですから、そういう人を集めてセミナーを開催していけば、ビジネスの幅が広がり影響力もついていきます。

治療院の先生がどのようなセミナーを開催できるかというと、治療方法に関するものや治療院経営に関すること、あるいは導入している機器に関することなどが考えられます。

集めたい人によってセミナーのテーマはさまざまな切り口が考えられますが、まずは自分がどのような人を集めたらいいか考えてみてください。

例えばお客様を増やしていきたいと考えるなら、自宅でできる効果的な治療法に関するセミナーを開催すれば、見込み客と接点ができます。また、同業者に影響力のある人になろう

と考えるなら、治療院経営に関する話や集客の話、治療法の話、あるいは導入機器に関する話などでセミナーを開催することができます。

私の経験談になりますが、過去に機器メーカーからセミナーの依頼を受けお話したことがあります。なぜ機器メーカーから依頼が舞い込んだかというと、あるメーカーの新製品となる機器を初月で50万円売ることができたからです。発売したての商品だったので、その際にメーカーの担当者から「どうしてそんなに売れるんですか」と訊かれ、その理由をお話したところ、その話を他の人にもしてほしいということで依頼に繋がりました。

このように、小さくてもいいので結果を出すことができれば、その方法を聞いてみたいと言ってくれる人がいますし、セミナー依頼が舞い込むようになります。

自分でセミナーを開催していくこともおすすめですが、もしも他の人からこのような話がきたら、積極的に乗っていくことをおすすめします。大勢の前で話すのは緊張しますが、依頼されて先生としてお話することで、自分の発言の影響力も高めていくことができます。繁盛院になるには、当然のことながら多くの人に来院してもらわなければなりませんが、セミナー実績がたくさんあれば「この先生の施術を受けてみたい」と思ってくれる人も増えます。

それに、今いるお客様が口コミしてくれるときにも、無名な先生を紹介するよりも有名な先生を紹介する方が紹介しやすいです。口コミするほうにとっても「有名な先生」を紹介することができ鼻高々です。誰だって、無名な先生を紹介するよりも有名な先生を紹介する方がいいですからね。

セミナーの機会が増えると、見込み客のリストが集まるようになります。リストとは見込み客のメールアドレスなどの連絡先のことです。リストを集めるメリットは、見込み客に対し売りたい商品のアプローチができるようになることです。

ここで集まった見込み客リストは、詳しくは4章でもお伝えしますが、ＬＩＮＥ公式やメルマガなどを通じて情報配信あるいはセールスのために活用していきます。

セミナーを開催するには集客が必要ですが、繁盛院になればなるほどその集客もラクになっていきます。

ジョイントベンチャーで収益モデルを増やせる

実際にセミナーをやろうとしたとき、その開催方法にはいくつか種類があります。種類としては、自分だけで開催する方法、誰かと組んで開催する方法、複数人で開催するという方法の3つが代表的です。最初はおそらく自分だけで開催することが多いと思いますが、それに慣れてきたら誰かと組んで開催する（ジョイントセミナー）にもトライしてみてください。

ジョイントセミナーの相手は、治療院に関するテーマであれば、機器メーカーや他の治療院の先生などが考えられます。経営というテーマであれば、業界を超えたコラボレーションを実現させることも可能になります。

ジョイントセミナーのメリットは、自分だけで集めることのできない見込み客リストを集められることです。先ほどのように経営というテーマでジョイントセミナーをやった場合、普段接している人たちとは違う人たちと接する機会が得られます。こういった機会を重ねていくことで、人の縁は拡がっていきます。

セミナーを開催するといいのは、見込みリストが増えるだけでなく他の収益モデルも増やせることです。収益のモデルが1つしかないと、不測の事態が起きたときにダメージが大きくなります。でも、仮に収益モデルが複数あったとしたら、仮にそのうち1つがダメになっても残りがあります。何世紀も前に作られた有名なパルテノン神殿は、何本もの太い柱で支えられています。太くて頑丈な柱が何本もあるので、何世紀もたった現在もきちんと建物が残っているのです。収益モデルを増やすことは、パルテノン神殿が今も残っているように、どんなことが起きても強い治療院をつくり上げていく上でも大切な考え方なのです。

柱をたくさん持てば安定

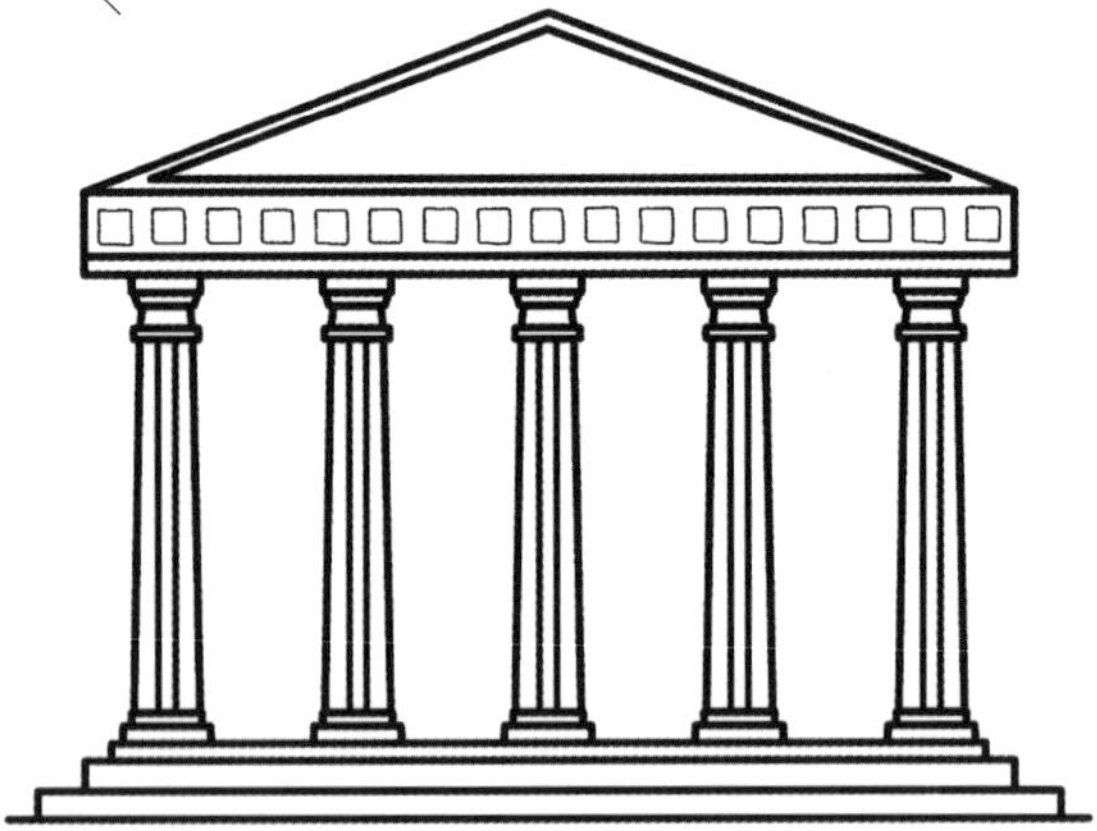

Section 05

出版する機会が得られる

出版のメリット

繁盛院になると、出版する機会も出てきます。実際私は過去に3冊出版してきましたが、それによって権威性も上がっていったという実感があります。出版すると公人として扱ってもらえるようになりますから、自分の影響力が高まるのです。

本書の読者の中には、いずれ出版してみたいと考えている人もいると思いますが、出版すると具体的にどのような反響があるのでしょうか。

出版は、それまで自分のことを知らなかった人たちに自分の存在を知っていただく機会になります。自分1人だけでは声を遠くまで届けることが難しいですが、出版の力を借りればそれも可能です。本をきっかけに知ってくださり県外から来院してくれる患者さんがいますが、これには大変驚きました。県外からわざわざ来るのは時間もお金もかかりますが、それを乗り越えて来てくださる人がいるということを知り、感動したのを覚えています。私の場合、ビジネスの拡大を狙って出版しましたが、結果としてそれが叶うだけでなく、治療家として自分が役に立てる全国の患者さんとの縁をいただけたことは何より嬉しいことです。

ただ、出版すると言っても印税で食べていくことは流石に難しいです。ですから、出版は不労所得の手段というイメージではなく、自分のビジネスを加速させる手段のひとつとして考えるようにします。今は健康ブームで、治療家の先生たちの出版企画は比較的通りやすいと言われていますから、チャンスも少なくないと思います。

出版の種類と方法

さて、ではどのようにすれば出版の機会を得ることができるでしょうか。

それを説明する前に、まずは出版には3つの種類があることを知っておいてください。3つの種類のうち、1つめは商業出版です。これは出版社にお金を出してもらい、出版する方法です。出版された書籍は全国の書店に並び、多くの人の目に触れます。次に自費出版です。

自費出版とは、文字通り自分で出版費用を負担して出版する方法です。自費出版の場合は、自費出版の専門会社に依頼して作ってもらう方法がありますが、相場として３００万円以上のお金が必要なのと、全国の書店に並ぶことが少ないので露出の機会が少ないです。

３つめは、電子出版です。電子書籍は日頃から活用されている人も多いと思いますが、電子出版はKindleなどで読める書籍を出版することです。電子出版は自費出版よりも少額ですが、基本的には自費出版と同じで自分で制作費を負担しなくてはなりません。ちなみに、この３つのうち最も権威性が高まるのは商業出版です。繁盛院を目指すなら、可能な限りこの商業出版を狙うようにしてください。

では、商業出版するには具体的にどうすればいいでしょうか。

それには大きく３つの方法があります。まずは、企画を出版社に持ち込む方法。次に出版プロデューサーに依頼する方法。最後にブログなどからオファーをもらう方法があります。

企画の持ち込みに関しては、自分で出版社に売り込む方法です。

自分で出版社に売り込む自信のないひとは、出版プロデューサーに依頼するのがおすすめです。出版プロデューサーという言葉を初めて知る人もいるかもしれませんが、出版社とのコネクションがあって、自分の代わりに出版社に企画を売り込みに行ってくれる人のことです。ただしこの出版プロデューサーの中には、悪徳な人もいますから人選びは重要です。

3つめのオファーをもらう方法は、決して狙ってできるわけではありません。ただし、治療家の中には強い個性があり、かつ多くの患者さんを持っていて影響力の高い人であれば、出版社の方から出版のオファーがやってくる可能性があります。オファーされる要素がないと感じる人は、2つめの方法が手堅く出版する方法だと考えられます。

ちなみに、ビジネスを加速させる商業出版については、『書籍編集者が教える 出版は企画が9割』(山田稔著・つた書房)という本が大変参考になります。

仕事につながる出版の方法がわかる一冊

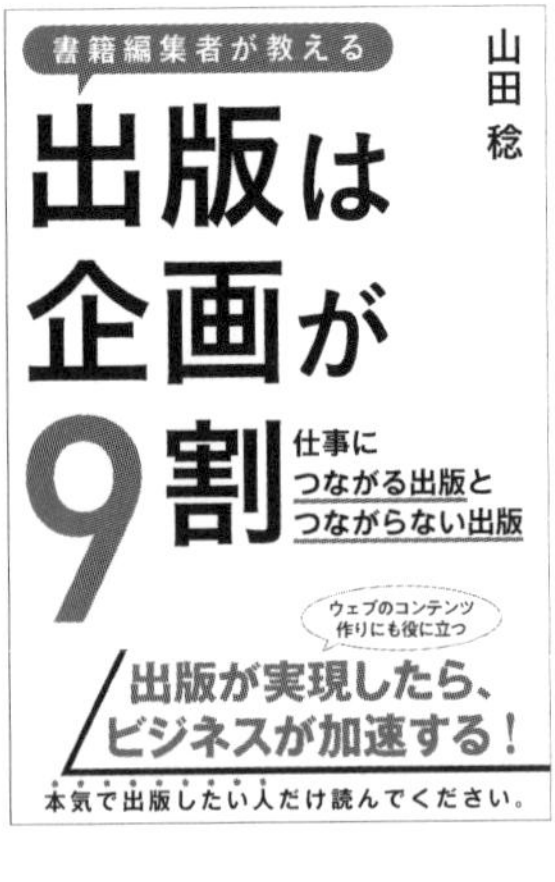
書籍編集者が教える
山田 稔
出版は企画が9割
仕事に つながる出版と つながらない出版
ウェブのコンテンツ作りにも役に立つ
出版が実現したら、ビジネスが加速する！
本気で出版したい人だけ読んでください。

Section 06

メディアの取材が舞い込む

プレスリリースを取り上げてもらえる

繁盛治療院になると、**メディアからの取材依頼も舞い込むようになります。**

私の治療院は、健康雑誌で有名な「安心」や「そう快」「健康」などの雑誌に取り上げてもらったことがあります。メディアとしては、雑誌の他にテレビ出演もあります。業界の有名誌に掲載されると、先ほどの出版効果と同様にそれだけで信用力が高まりますし、露出が増えるほど、認知も拡大していきます。そうすると、患者さんの方から自分のことを探してくれるようになるので不思議です。貧乏治療院だった頃は、自分が患者さんを追いかける立場でしたが、繁盛治療院になることで逆の現象が起きるのです。

雑誌に取材してもらうコツは、プレスリリースを各雑誌の出版社に対し送ることです。

どのような内容のプレスリリースにするかは、その都度さまざまあるでしょうが、私の場合は自分が開発したメニューや健康法などをお知らせする内容のものを発信しました。

特に専門誌の場合だと、繁盛院の先生の話は、記事にする価値が高いと評価されやすいため、取り上げてもらえる確率も高くなります。

ちなみに、繁盛治療院になる前にこうしたプレスリリースを発信しても、よほど新しいものでない限り取り上げてもらうのは難しいと心得てください。相手は、決してボランティアでやっているわけではなく、ビジネスとして雑誌を作るわけです。ということは、誌面がどれだけ読者に刺さるか、あるいは役立つかが重要です。

誰も知らない治療院の記事と大勢が通っている繁盛治療院の記事を比べたら、どちらの方が反響を得られるのか考えなくてもわかるはずです。ですからあなたがまずやるべきことは、繁盛院を目指すことなんです。

よく、メディア関係の人に対して「取材しにきてもらえませんか?」と押し売りする人もいるようですが、それは相手に嫌われてしまうだけなのでやめましょう。メディアの人たちとうまく関係性を築くコツは、きちんと相手のメリットも考えてあげることです。自分達だけがいい思いをしようとすると、繁盛治療院になったとしても、まったく相手にしてもらえなくなる可能性が高いので注意してください。

ただ、ひとつだけこのようなことを気にせずにメディアに掲載してもらう方法があります。それは、広告費を支払い自分の治療院を取り上げてもらう方法です。

実際に私もいくつか試したことがありますが、その広告からテレビの出演依頼がきたことがあります。ただし、この場合も繁盛していることが大事です。とりあえず雑誌にお金を払えばなんでもいいという考えではなくて、やはり相手が取り上げたくなるような繁盛治療院になっておくことが大事だということを忘れないでください。

メディアに取り上げてもらった例

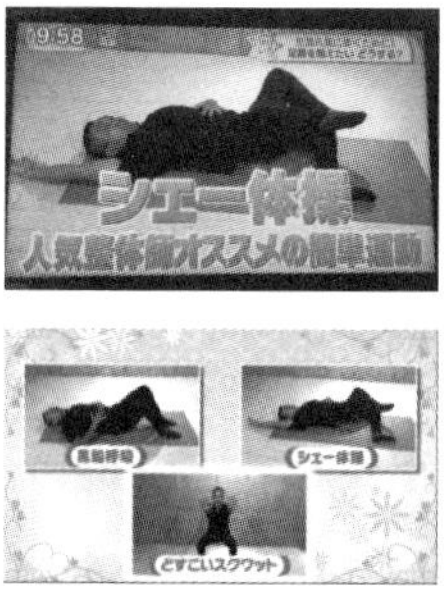

【テレビ東京】
なないろ日和

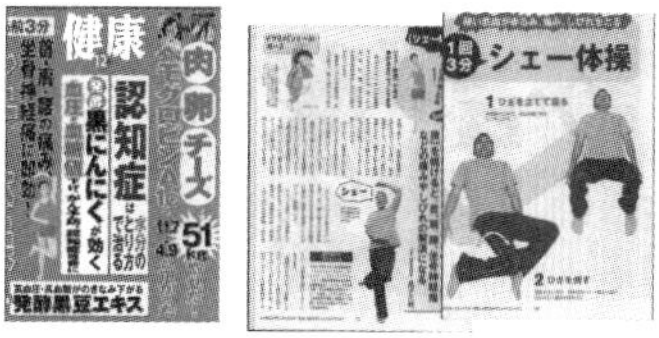

健康（主婦の友）

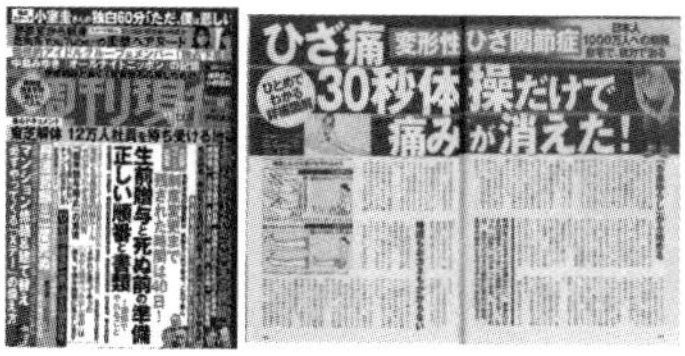

週刊現代（講談社）

Section 07

広告費をかけずに集客できる

口コミとは溢れ出るビールのごとし

繁盛院になることで発生する口コミや紹介は、**治療院のPRのための広告費削減にもつながります**。治療院のPRのための広告費は、できることなら削減していきたい経費の1つではないでしょうか。そこで広告費を削減するなら、ぜひ味方につけたいのは口コミや紹介の力です。

しかし、ほんの少し口コミがある程度では、広告費を削減するまでに至りません。つまり、広告費をかけずに集客するには、そもそも口コミをしてくれる人の母数となる数が必要になるということです。だから、繁盛店が広告費をかけずに集客できるのです。

繁盛店になることでますます口コミ効果が高まるという現象を、私はいつもビールに例えてお話をしています。

繁盛店の口コミ効果は、図のように、ビールジョッキを治療院、注がれるビールをお客様、ビールの泡に見立てて考えます。集まるお客様は、「なんとなく良さそう」という雰囲気で治療院を選び、やってきます。そこで実際に施術を受けて、「なんとなく良さそう」というイメージが「やっぱり良い!」「すごい」という確信に変わると、自然と人に伝えたくなるので口コミが発生します。

ここで、ビールの泡をジョッキから溢れさせるには、もともと注がれるビールの量が大事になってきます。ジョッキの中のビールが少なければ、泡が溢れることがないからです。つまり、

感動によって、口コミは増える

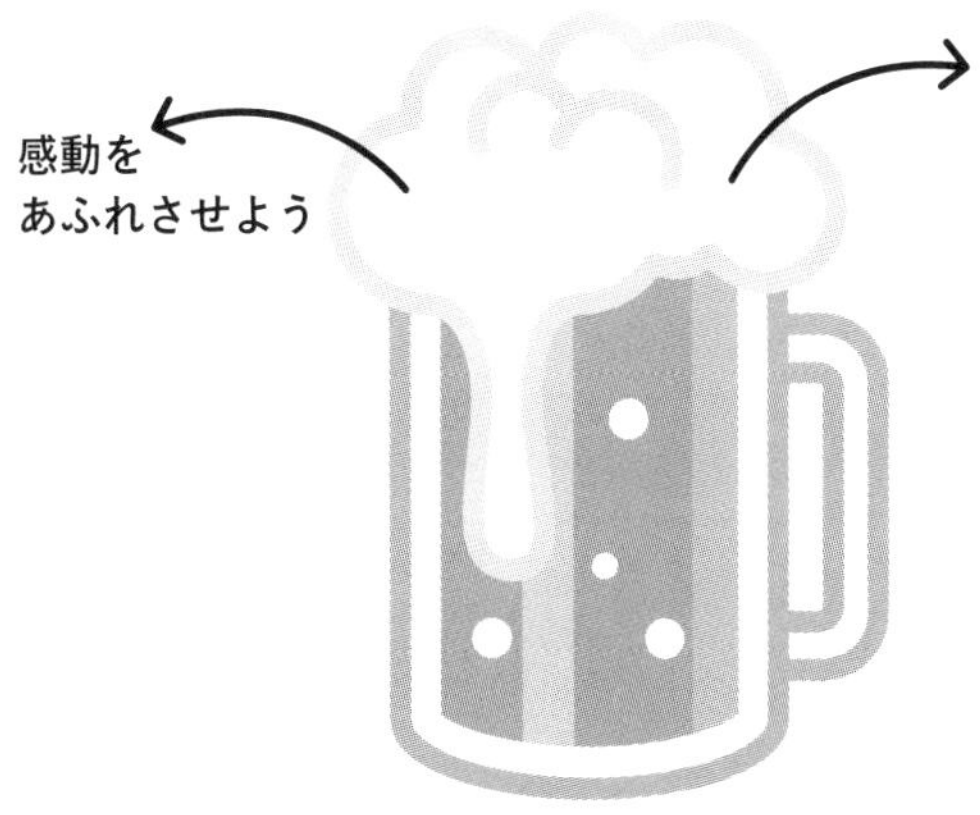

来院数が少ない治療院では口コミが起きても微々たるものということです。口コミを溢れさせるには、最初からビールをたくさん注いでおくこと。つまり繁盛店になっているからこそ、口コミ効果がより高まっていくということなんです。

ただ、口コミや紹介には欠点があります。

それは何かというと、広告とは違い口コミや紹介は自分でコントロールできないということです。広告を出稿するには、広告費を負担して出稿を依頼すれば、広告を出稿できます。しかし口コミの場合は、「口コミしてもらえませんか？」とお願いしても、実際に行動に移してくれるかどうかは相手によります。お金を出して口コミしてもらう方法もあるかもしれませんが、それでは本末転倒です。

口コミを強制することはできないけれど、口コミをしてほしい。そんなときに必要なのは「**感動**」です。口コミが起こる時にはいろいろありますが、最も口コミの発生しやすい時は「感動」した時です。

1章でもお伝えしたように、人は良いものとすごく良いものの違いを理解することができません。ですから人が集まるのは、流行っているものか、なんとなく良さそうだと感じるものになっていきます。そしてなんとなく良さそうなものを体験してみて、やはり良いと確信できると、口コミへと発展する流れが基本です。

つまり、繁盛治療院になれば、口コミにより広告費用の削減が期待できますが、口コミを起こすには、相手の期待を少し上回る感動が必要になることを覚えておいてください。

口コミ・紹介がおこりやすくなる仕掛け

繁盛院になれば口コミの効果をより享受していけますが、繁盛院になったとしても口コミだけはコントロールできません。治療を受けて感動してもらえたとしても、時間が経つとそのことを忘れてしまうからです。口コミしてくれるかどうかはお客様次第ですから、基本は受け身になると思いがちですが、方法によってはこちら側から仕掛けていくこともできます。

何をするかというと、ＤＭによる紹介キャンペーンです。

治療院の患者様に向けて、誰かを紹介してくれたら割引などの特典をつけた紹介キャンペーンなどを開催すると、それをきっかけに口コミしてくれる人がいます。ＤＭは、ちょっとしたカンフル剤として口コミを発生するのにぴったりの施策です。

このときにＤＭを送る相手は、すべての患者さんでなくても良いです。自分の好きな患者さんだけとか、何回以上リピートのある患者さんというふうに、限定していくのも良いです。特定の人だけに限定し、「特別なあなただけに」と書いてＤＭを送ることで、相手は自分が特別扱いをされていると感じ喜んでくれます。

ここで「患者さんのことは平等に扱うべきでは？」と感じる人もいるかもしれませんが、私は構わないと考えます。差別はいけませんが、区別は問題ありません。なぜならば、患者さん側だって、私たちのことを選んで来院するからです。街にあるすべての治療院へまんべんなく通う人はいません。来院した時点で、患者さんも他の治療院と区別していることを考えると、自分によくしてくれる相手をもてなすのは問題ありません。

ただこのＤＭ戦略は、何度も使わないでください。

何度もキャンペーンを実施していると、かえって利用されているように感じてしまいますし、特別感も損なうからです。忘れた頃に実施するくらいがちょうどいい、そんなふうに考えていただければと思います。

Chapter

03

好きな患者さんを熱狂的なファンにする方法

Section

01

治療家はカリスマを目指す必要性を知る

商品やモノが溢れている今の時代は、誰から買うかがとても重要になっています。あまりに情報量が多すぎて、良し悪しの判断ができなくなりつつあるからです。だからこそ、「あの人から購入したい」と思ってもらえるようなカリスマ性を持つことが大事です。

そんな簡単にカリスマ性が持てるなら誰も苦労しないと思うかもしれませんがカリスマ性を引き出すために必要なことを押さえれば、誰でも持てるようになるので安心してください。

先ほどからカリスマ性という言葉を繰り返し使っていますが、一体カリスマの正体とはなんでしょうか。

カリスマとは、ブレない軸です。それを聞いて、勘のいい人は気付かれたかもしれませんが、このブレない軸を作ってくれるのは、1章にもでてきた志です。

志は、カリスマを作る上でも必要ですが、患者さんに安心してもらう上でも重要な役割を担ってくれます。私たち治療家は、人に直接触れる仕事です。それは他の職業との大きな違いといっていいと思います。人に直接触れるという行為は、場所や目的を間違えれば捕まってしまうような行為でもあります。でも、治療家だからそれが許してもらえます。相手がたとえ異性であってもです。

とはいえ、他人に触れられるのはとても不安になることです。

体を他人に預けるわけですし、何をされるのかわかりません。患者さんはそのような不安を常に持って治療院を訪れるのです。ですから、きちんと安心していただき、さらにはこちらのことを信頼してもらうためにも、ブレない軸となる志を頭の片隅に置き、治療家としてふさわしい姿勢を示していくことが必要になります。

治療家に求められるカリスマ性とは

カリスマ性を支えてくれるのは軸となる志ですが、さらにその軸を強化するために他の要素もあると申し分ありません。それはどのような要素かというと、技術、知識、配慮、素直さ、勉強熱心さ、嫌われる勇気、えこひいきする勇気、覚悟です。

（1）技術

治療家に求められる技術があることは大前提ですが、カリスマ性をつけるための技術というのは、相手に理解される技術の見せ方をすることです。1章でもお伝えしたように、患者さんはうまいと超うまいの違いを理解することができませんし、そもそも先生の技術の高さをはかる基準を持っていないからです。

例えば、本来は治るまでに数日かかるぎっくり腰をその日のうちに治すことができたとしても、その凄さを理解することができません。ですから、患者さんから「この先生、すごい」と思ってもらえるようにするために、しっかりと患者さんが変化を理解できるような見せ方を追求してください。

（2）知識

カリスマになるには、技術に関する知識はもちろんですが、専門分野以外の幅広い知識が必要になります。例えば、患者さんからある痛みの改善方法を問われた際、「病院だとこのように言われますが、私はこう考えています」といった返答がきちんとできることで、相手に「この先生はいろいろ知っているんだな」という印象を与えることができます。

カリスマ性が高まれば高まるほど、あなたは尊敬する先生になっていくわけですから、人から相談される機会も増えていきます。人から相談された時に「わからない」と「自分で調べてみて」というよりは、「その話は、こう解釈するといいですよ」とか「よく○○だと言われますが、実際はこうですよね」という話ができる方が、相手から尊敬されます。

自分の専門分野に関することに詳しいのは、治療家ですから当たり前です。自分の専門分野に関して他の治療家よりも豊富な知識があったとしても、患者さんからはあまり評価されません。

でも、自分の専門分野以外の知識をたくさん知っていると、「この人はなんでも知っている」「どんな質問をしても返してくれる」と、一目置いてもらえるのです。

治療院には幅広い年代の患者さんがいらっしゃいますから、それぞれの患者さんに対応できるくらいの知識量があるとなおよしです。

(3) 配慮

技術や知識も必要ですが、カリスマとして人を惹きつけるには相手の心を動かさないといけません。相手の心を動かすのに効果的なのが、配慮です。いくらカリスマだと言っていても、気遣いのない偉そうな人には誰もついていきたくありません。

ですから「この人は実力もあるのに、素敵！」と思ってもらえるような心遣いや配慮ができる治療家になっていきましょう。どんなところで配慮が必要かというと、患者さんが来院してから帰るまでの間のすべての時間です。施術の時だけ配慮をするのではなく、どんな時も配慮のある行動ができるようになることで、患者さんから信頼してもらえるカリスマ性のある先生になっていきます。

具体的にいうと、施術の後にスリッパを揃えてあげるとか、衣服用の籠を上に上げてあげて取り出しやすくしてあげるという心遣い。あるいは雨の日に来院してくれた患者さんに対しさっとタオルを渡してあげるなどの心遣いは、小さなことでも患者さんの目に留まります。

(4) 素直さ

素直に学べることや素直に謝れることも大事です。治療院経営がうまくいき人気がでてくると、途端に素直さがなくなる先生がいます。それまではとても謙虚な先生で評判がよかったとしても、素直さがなくなると「傲慢な先生だ」と人が離れていきます。

繁盛するといろいろな人が周りに集まってきますが、だからといって偉ぶることなく常に素直な心で目の前のことに取り組めるようにしてください。

(5) 明るさ

カリスマ性を身につけるには、明るさも大事です。研究熱心で真面目な先生も多いですが、それだけだと暗い人とか気難しい人だと伝わってしまうこともあります。ですから、どんな時でもいつもニコニコして患者さんと接するようにしてください。

ここ数年で起きていたコロナ禍では、マスクをしながら施術をしなければならないことも多かったと思います。本書を執筆している現在では、マスク規制も緩和されていますが、今後も同様のことが起こる可能性はあります。マスク越しになると、顔の半分がマスクで隠れてしまいますから、相手に表情が伝わりません。おまけに、私たち治療家のように技術職の人の場合は、どうしても目の前の仕事に集中してしまい顔から笑顔が少なくなってしまいがちです。ですから、自分の顔から笑顔が消えていないかは、常に意識しておきましょう。

そこで私が行っていることは、鏡をみて自分の笑顔がどのようになっているかを確認するという方法です。これは私が指導している治療院経営の塾などでもお伝えしていることです。自分で自分の笑顔の様子を確認することはできませんから、1章でもお伝えしたようにビデオなどに撮影してチェックしてみるのも方法の1つです。

ちなみにどんな笑顔がいいのかは、その人にあったものがありますが、ポイントは目尻のしわです。私個人としては、落語家の笑福亭鶴瓶氏の笑顔を参考にしていました。初対面の人を安心させてくれる笑顔は見習いたいところです。笑顔づくりのコツは、目尻のシワです。目尻のシワができるくらいの屈託のない笑顔が見せられれば、自然と相手も心を開いてくれるようになります。

(6) 勉強熱心さ

勉強熱心さは、私も常に心がけているところです。

自分に足りないところを見つけ、そこを補完していくようなイメージで過ごしていると、さまざまな情報をキャッチでき自身を成長させていけます。

自分たちに足りないことは何かを探るために、開院3年目にお客様に対しアンケートを実施したことがあります。そのアンケートの結果には、家からの距離や価格などといった回答がありましたが、最も評価されていたのは「勉強熱心」という要素でした。個人的には、技術力の高さで選んでいただいていると思っていたので、勉強熱心な部分が評価されていたのは意外でした。同時に、勉強熱心さが評価されているということは、その要素を失ってしまったら私の治療院のことを選んでいただけなくなると気が引き締まりました。

カリスマ性を身につけるためだけに勉強するという心構えは治療家としていただけませんが、勉強しない治療家でカリスマ性を存続させられている人はいません。カリスマ性を身につけるということは、常に人から見られる存在になるということですし、患者さんをはじめ同業者からも尊敬してもらえる存在にならなくては、一発屋みたいになってしまいます。

常に前線を走り続けるには、やはり最新の情報を積極的に習得していくこと。人は、カリスマに新しさを感じるからこそ、一目おいているのです。

（6）嫌われる勇気

嫌われたいという人はいないと思いますが、治療家としてカリスマ性を高めていくには嫌われる勇気も大切です。『嫌われる勇気』という本がありますが、カリスマ性が出てくると、そんな様子を批判する人が出てきます。でも、その批判にすぐに負けてしまったら、結果として多勢と変わらなくなってしまいます。ですから、人から嫌われてもいいんだという勇気を持ってください。

「人から嫌われたくない」「誰かから批判されるのが怖い」と思う人は、次のことを頭に入れておいてください。それは何かというと、自分が何をやっても批判する人が一定数いるということです。いいことをしても悪いことをしても批判する、そんな嫌な人たちが必ずいます。ということは、はじめからすべての人から好かれようと考えること自体に無理があるのです。

でも、その反対に自分が何をしても自分のことを応援してくれる人たちもいます。失敗しても成功しても、いいことをしても悪いことをしても。どんな時も自分の味方でいてくれる人たちです。その人たちは、決して自分から離れていきません。一時的に疎遠になることがあっても、陰で応援していてくれます。

大事なことは、誰にでも応援者と批判者がいるということを理解することです。それさえわかれば、自分の好きなことや好きなスタイルを貫くのも怖くないはずです。

⑦えこひいきする勇気

治療院を繁盛させるには、えこひいきが大事です。なぜ必要であるかは、すでに先ほどお伝えしています。自分がカリスマ治療家になっていくには、自分の周りにできる限り応援者を置いておく必要があります。

苦手な患者さんや相性の悪い患者さんばかりに囲まれていては、カリスマ性を失うだけでなく治療家としてのパフォーマンスやモチベーションも低下してしまうからです。

しかし、患者さんをえこひいきするには少々勇気が要ります。多くの人に平等にと考えたくなるものですが、実際のところは、自分が役に立てる患者さんはひと握りです。全国規模で考えれば、自分の治療を必要としている人は数えきれないほどいるかもしれません。でも、どんなに頑張っても自分が1日で施術できる患者さんの数は限られています。

それを考えると、1人でも多くの人にいい治療を受けていただくためにも、患者さんを区別していくことが大事になります。

（8）覚悟

患者さんを区別し、えこひいきしていくには覚悟が必要です。

「最善を尽くします」とキッパリ伝えるためには、自分自身がこうありたいという覚悟がなければできません。語尾が弱く、自信もなさそうな治療家に、自らの身体を診てほしいと思う人は少ないからです。

志をストーリーにして発信しよう

覚悟が必要だと言いましたが、あなたがどのような覚悟を持っているかを伝えるのに最適なのが、本書で何度も登場している、人生をかけて成し遂げていきたい「志」です。

患者さんを区別したり人から嫌われたりすることが怖いと感じる人もいると思いますが、それは志を掲げることで払拭されてます。そればかりでなく、あなたの掲げた志に共感する人が集まってきてくれるようにもなります。

ですから、1章で考えていただいた志は、考えたらそのままにしておかずに積極的に外へ発信していくようにしてください。

さて、その際に効果的な伝え方というものがあります。その伝え方とは、神話の法則と呼ばれている、人からの感動や共感を得られやすいストーリー作りの法則です。神話の法則では、次のような7つのステップでストーリーを展開させていきます。

神話の法則

1：日常 ダメな自分を語る
2：冒険 現状を変えようと行動する
3：拒否 壁にぶつかり「こんなはずじゃない」
4：出会い メンターとの出会いを経験する
5：第一関門突破 壁を超える

6：復活 自信

7：帰還 目的を達成

例えば私の場合であれば、最初のダメな自分を語るところでは、「開院当初は月額6万円しか売上がありませんでした」というエピソードが使えます。次の冒険のエピソードでは、そのダメな現状を変えようといろいろなセミナーに行ったという経験が当てはまります。

このように、自分のこれまでのストーリーを神話の法則に則って書き、それを患者さんやSNSやメルマガなどで発信していきます。

いきなり文章を作るのは難しいですから、まずは先ほどの7つの項目別にノートに書き出して整理するところから始めてみて下さい。

Section 02

勇気をもって「嫌われていいリスト」の作成をしよう

苦手な人をリストにしよう

「いい人は、どうでもいい人」という話にあったように、カリスマ性を高めるにはいいひとにならないことが大事です。多くの治療院経営のアドバイスをしていく中でわかってきたのは、患者さんの足が遠のく理由のNo1が、忘却だということです。

なかなか繁盛しない治療院の先生は、来院数が少ない原因を自分の技術力のせいだと考えがちですが、実際のところは違います。ということは、忘れられないために何らかのインパクトを与えることが大事になります。

ただ、インパクトを与えることを意識していると必ず批判（＝アンチ）が出てきます。前出のように何をやっても批判する人たちもこれに含まれます。ただし、このアンチに対しては次のように考えると気持ちが楽になります。

それは、アンチは好きの裏返しということです。嫌いと言っている人たちの本音は、「私のことをもっと構ってほしい」「私の話を聞いてほしい」というものです。ですから、少しくらいアンチが出てきたところで恐れる必要はありません。事実、アンチの人たちは好きの裏返しなわけですから、丁寧にフォローしていくと熱狂的なファンになることもあります。

嫌いな人を作らないのが原則

嫌われても恐れないことが大事だと繰り返しお伝えしていますが、とはいえやはり嫌いな人を作らないことは大事でもあります。私が言いたいのは、先生が無理をしてサービスの質を低下させてまで、苦手な患者さんに付き合わなくてもいいですということです。ここは決して誤解しないようにして下さい。

嫌いな人は、相手をよく知らないために嫌いになっていることも多いです。

例えば、しかめっ面で来院された新規の患者さんがいたとします。その患者さんを見ると、施術するこちらもなんとなく嫌な気持ちになりますが、仕事なので施術をします。施術中の返答もそっけないもので、終始楽しくない治療で終わったとします。このようなケースはあなたも何度も経験済みだと思います。

ですが、この患者さんが来院された時、実は自分の両親が入院してしまったと知った後だったという情報が前もってあればどうでしょうか。しかめっ面の理由もなんとなく理解できる気がしますし、それればかりかその相手を気遣ってあげたくもなります。

このように、苦手な人の場合は相手に関する情報が不足していることが多いのです。見る角度を変えれば、まったく違うものが見えてくる可能性もあるということを忘れないでください。

苦手な理由を分析してみよう

先ほどのお伝えしたことを考えると、もしかしたら今あなたが苦手だと感じている患者さんは、もっといい人なのかもしれません。あなたにとっても意気投合できる相手かもしれません。そんな前提に立ち、ここで次のようなワークに取り組んでみて下さい。

そのワークとは、現在の患者さんの中で10～20名ほど苦手な患者さんをピックアップし、苦手な理由を客観的に分析していくという方法です。

まずは、現在先生の治療院へ通われている患者さん10～20名をピックアップしていきます。次に、その1人1人について苦手なところをあげていきます。例えば、清潔感がないから苦手だとか、話が長いのが苦手という具合です。

そうすることで自分の感情と向き合うことができ、客観視できるようになります。客観視したあとは、それを文章化してリーフレットやホームページなどで告知していきます。

例）
このような方はお断りする場合があります。
・大声を出される方
・高圧的な方
・連絡をせずにキャンセルをされる方

このようにしていくことで、治療院の中に自然とルールができ秩序が保たれていきます。例えば「連絡をせずにキャンセルする」ことがダメなことは常識的に考えて当たり前ですが、それでも平気でする人はいます。ですから、自分の意思表示として嫌なことは事前に明記していくのです。

ちなみに私の場合はどうだったかというと、「挨拶ができない人」「施術中に漫画を読む人」「御礼が言えない人」が苦手でした。当時は今よりも学生が多かったことも背景にあります。

ですから、ホームページにはしっかりとそのことを記載して、その理由とし「私の院では、子どもの教育も大切にしています」と謳っていました。すると、その考えを読んだ親御さんたちから「このようなことがしっかりと書ける先生は、ちゃんとしているはずだ」ということで好感をもっていただけたのです。

Section

03

大切な人を決めて「えこひいきリスト」の作成しよう

あなたの好きな患者さんは誰ですか?

好きな人たちを大切にすると、治療院の経営は安定します。

あなたは、「**パレートの法則**」という言葉を聞いたことがあるでしょうか。パレートの法則というのは、全体の数値の8割は、全体を構成する2割が作り出しているという法則です。これを経営に当てはめると、全体の売上の8割は、2割のお客様が作り出しているということになります。ということは、あなたを好きだと言って通ってくれる2割のお客様をとにかく大切にしていれば、まず治療院が潰れることはないということです。私が先ほどから、えこひいきリストを作りましょうとか、嫌われる勇気を持って下さいとお伝えしているのは、このような理由があるからです。

パレートの法則に基づくと、2割のお客様を大切にすればいいことになりますが、この2割という数字がいかに大切かというのは、別の「**2：6：2の法則**」を考えてもわかります。

「2：6：2の法則」とは、どのような組織、集団でも、優秀な働きを見せる人が2割、普通の働きをする人が6割、貢献度の低い人が2割であるという経験則のことです。これを治療院のお客様に当てはめて考えると、2割の人はあなたのことが好きなお客様。6割の人は、あなたのことを特になんとも思っていないお客様。残りの2割は、あなたのことが好きではないお客様と考えることができます。

ですから、とにかくあなたのことを好いてくれる2割のお客様を大切にすることが大切になります。

さて、治療院経営上では、この2割のお客様のことをロイヤルカスタマーと位置付けます。ロイヤルカスタマーは、売上貢献度が高いことに加えて、「企業やブランドに信頼を寄せてくれている顧客」のことを指します。

では、一体治療院に来てくださるお客様のうち、誰がこのロイヤルカスタマーでしょうか。それを理解するために、まずはあなたの好きなお客様をリストにしてみて下さい。

好きなお客様をリスト化できたら、先ほどの嫌いなお客様の時と同じように、その理由について1人1人書いていきます。性格的な相性が良いという理由でもいいですし、ビジネス的に「このお客様は単価が高いから」という理由でも構いません。どのような理由でもいいので、自分自身がお客様に何を求めているのかを書き出してみてください。

そうして出来上がったお客様のリストは、あなたが求める顧客像です。自分が楽しく施術に専念でき、力になれるお客様は誰なのかをはっきりさせることで、あなた自身が無理なく働けるようになりますし、好きと嫌いが明確になるので言動がブレなくなります。

・ロイヤルカスタマーをとことん特別扱いしよう

先ほど作った好きなお客様のリストは、あなたの治療院のロイヤルカスタマーリストです。すでにお伝えしたように、全体の売上の2割はロイヤルカスタマーが構成していますから、この2割のお客様をとことん特別扱いしていきましょう。

特別扱いとしてやっていただきたいことは、3つあります。

1つ目は、ロイヤルカスタマーの個人情報を管理し、会員にすること。2つ目は、診察券やサービスなど他人から見えるもので特別感を与えること。3つ目は、正直で人間的な付き合いをすることです。

（1）ロイヤルカスタマーの個人情報を管理し、会員にする

私の治療院で行っていることは、ロイヤルカスタマーの顧客管理です。ここでいう顧客管理とは、名前や住所、電話番号などの情報は当然のこと、家族情報など個人のプライベートな情報の管理も含むと考えて下さい。

例えば、お客様が来院された時のきっかけや悩み、家族を含む人間関係の悩み、大切な子どもや孫の誕生日なども細かく記録していき、これをスタッフ全員で共有します。そうすることで、きめ細やかな声かけやサービスが提供でき、もともとファンになってくれていたお客様はますます根強いファンになってくれるのです。

（2）診察券やサービスなど他人から見えるもので特別感を与える

誰がロイヤルカスタマーなのかを、誰からも見える形で示すことも大切です。例えば、診

察券の色をゴールドに変えるとか、特別顧客だけしか利用できないサブスクのプランを用意するなどです。

治療院側からだけ特別扱いすると決めているだけではあまり意味がありません。なぜなら、お客様自身でも自分が特別扱いされていることを理解でき、かつ周囲からも理解できるような仕組みを用意しておくことで、ロイヤルカスタマーの優越感を刺激できるからです。

優越感を刺激する仕掛けを作ろうというと、やや下心がある感じもしますが、お客様にとってみたら、相手から「好き」という想いを受け取れていることになります。そのような想いを受け取ることに対し、嫌だと思う人はいません。現に、先ほどの診察券の話にせよ、サブスクプランの話にせよ、お客様は満足そうな顔を見せてくださいます。

また、何か特別なサービスをされる場合には、できるだけ価格を下げるのではなくより高く買っていただき、帰りに何かお土産を持って帰っていただく等の付加価値をつけるようにして下さい。特別な相手だからと言って、通常のサービス価格を下げてしまっては、自分の価値を下げることになり逆効果になってしまうからです。

（3）正直で人間的な付き合いをする

ロイヤルカスタマーとは、本音の付き合いを心がけて下さい。お客様とはいえ、ロイヤルカスタマーはそのほかのお客様とは違い、あなたのことを好きだと言ってくれるお客様です。ですから、表面的な付き合いではなくて本音で付き合い、より強固な関係性を築いていって下さい。

例えば治療院の売上が厳しい月があったとしたら、格好つけずに本音で打ち明ける方がいいです。「今月、売上がきつくてしんどいです」と正直に伝えることで、新しい患者さんを紹介してくれることがあります。言ってみれば、ロイヤルカスタマーは自分達にとってもなくてはならない治療院ですから、簡単なことで潰れてもらっては困ります。ですから、先生が大変な時には協力してくれるようになるのです。

それから、蛇足かもしれませんがロイヤルカスタマーの患者さんから親切にしていただいたら、きちんとお礼を欠かさないようにして下さい。信用の積み重ねが信頼を生み出しますから。

Section

04 覚悟が信者を作る

アンチに対する考え方を知る

ロイヤルカスタマーとなってくれる患者さんが増えてくると、あなたの治療院はますます繁盛し、あなたはカリスマ治療家の道をまっしぐらです。

ただ、その道中にはあなたの成長を邪魔するアンチの存在がいることをあらかじめお伝えしておきます。

少し前に、アンチは接し方次第で熱狂的なファンになってくれる可能性を秘めていることをお伝えしました。しかし、熱狂的なファンになるまでには嫌がらせなどが起こるかもしれません。

実際に私も、近隣の治療院の先生方から嫌がらせをされたりすることが多々ありました。その度に傷つき、一生懸命頑張ることがいけないのかと悩んだものです。ただ、アンチの存在が出てくるということは、認知が拡大してきているという意味でもあります。

これまで自分のことを知らなかった人が自分のことを知るようになったことで、批判者も出てくるようになったと捉えた方が健全な思考と精神でいられます。

アンチが出てくると、どうにかしてその人たちがいなくなってくれないかと考えてしまうものですが、それを実現するには自分自身がさらに成長するしか解決法はありません。人から妬まれている状態というのは、徒競争で言えば相手の少し前を走っている状態です。少し手を伸ばせば、引っ張ることができる。あるいは進路を妨害できる。そんな中途半端な状態だから邪魔しようとしますし、実際にできてしまいます。

ということは、あなたが突き抜けてしまえば誰もあなたを止める人がいなくなります。アンチが起こる理由を正しく知れば、「自分は何か悪いことをしたのではないか」という不安や恐怖に駆られなくても済みます。

アンチが生まれたら、まずは認知され始めたと前向きに捉え、彼らの手が届かなくなるところまで突き抜けて下さい。

「絶対に後悔させない」というスイッチを入れよう

カリスマになるということは、覚悟することだと繰り返しお伝えしています。

そこであなたに質問がありますが、「ヤクザの親分があなたの治療院を訪れても、あなたはいつも通りに治療に専念できますか」ということです。

もちろんこれは極論ですが、そのくらいの覚悟がなければカリスマ治療家にはなれません。

ですから、繰り返し出てきている志を今一度思い出していただき、どのような想いで治療家としての人生を歩んでいくかを自分の中に徹底的に落とし込んで下さい。

Chapter

04

誰でも出来る！ 好きな患者さんだけを集める方法

Section

01 発信する事の重要性

差別化ではなく独自化をしよう

ここまでに、繁盛治療院の先生になるにはカリスマ性が大切であることをお伝えしてきました。また、そのためには志が必要であること。そして、その志に共感してくれる患者さんを集めるために、志を積極的に発信していく必要があることもお伝えしました。ですからここでは、その発信の方法について具体的にお伝えしていきます。

情報発信を行う上で一番大切なことは、独自化を目指すことです。経営や集客戦略あるいはマーケティングの情報を収集していると、発信テクニックとして競合と差別化を目指して下さいという人がいます。それは決して間違いでないと思いますが、本書で私がおすすめするのは差別化ではなく独自化です。

なぜ私が差別化ではなく独自化を勧めているかというと、差別化を意識することで、他の治療院と比較してしまう可能性が高いからです。何をするにも競合のことが頭に浮かび、ライバル意識が生まれます。このライバル意識が厄介で、意識すればするほど自分の魅力が打ち出せなくなるのでうまくいきません。だからこそ、自分にしかできない独自性を大切にして欲しいのです。

発信の内容やスタイルを独自化することで、自分だけの世界観を作り出すことができますし、そうすることで競合との比較からも解放されます。あなたがどんなに個性的でも構いません。カリスマ性を高めることで、「それがいい」と言ってくれる人たちだけが集まってくれるからです。

選ぶ理由を作ってあげましょう

具体的な発信方法について学ぶ前に、まずは顧客のタイプについて知りましょう。

顧客には、自分との関係性の違いによって3つの段階に分類することができます。まず1つ目の顧客は、「カスタマー（お客）」と呼ばれる人たちです。カスタマーは、「あなたから商品やサービスを購入してくれる人たちのこと」を指します。次は「クライアント（顧客）」で、顧客とは「あなたの保護下にある人たち」です。保護下というとわかりにくいですが、イメージとしては予約通りに来院してくれるような患者さんのことを指すと考えて下さい。最後3つ目は、「熱狂的ファン」です。熱狂的ファンは、言葉通りあなたのファンです。それも普通のファンではなく、あなたが打ち出していく世界観を信じる信者と呼べる存在のことを指します。

本書であなたに目指していただきたいのは、3つ目の熱狂的ファンをできる限り増やしていくことです。いきなり熱狂的なファンになってもらうことは難しいですが、さまざまな発信や施術でのコミュニケーションを通して、段々と熱狂的信者になってもらえるようにしていきます。

熱狂的なファンと簡単に言いましたが、そのためには、あなたの世界観をさまざまな形で発信することが大切です。あなたの発信する内容が相手に刺されば、その発信を通じて共感を得たり尊敬されたりします。そうなるためには、まず自分のことをフォローする価値があると相手に思わせることが大切になります。

では、熱狂的ファンを作っていくにはどうすればいいのでしょうか。それには、「信用と信頼」について理解しておく必要があります。信用とは、過去の実績や積み重ねによって得られるものです。一方信頼は、積み重ねた信用をもとに、未来に対して安心感を与えるものです。

この信頼を短期間で築くことは難しいため、直接のコミュニケーションだけでなく、ＳＮＳなどのさまざまなコミュニケーションツールが必要となります。

そのツールは何かというと、ホームページやブログ、ＹｏｕＴｕｂｅ、インスタグラム、公式ＬＩＮＥ、Ｔｗｉｔｔｅｒなどです。すでにご存じかと思いますが、これらは治療院集客だけでなく患者さんたちとつながれるツールとして活用できます。プライベートで利用している人は多いと思いますが、本書ではこれらを使って継続的に発信し、患者さんとの関係を深める方法をお伝えしていきます。

冒頭でお伝えした独自化とは、多くの治療院の中からあなたの治療院を選ぶ理由を作り出すために行います。そのために必要な要素は、あなた独自の世界観です。その世界観を発信するからこそ、熱狂的なファンが増やしていけるんだと心得ましょう。

Section

02 看板の重要性を知る

認知から集客は始まる

それではさっそく、発信の具体的な方法についてお伝えしますが、集客の第一歩は自分の治療院の存在を多くの人に知っていただくことから始まります。

治療院の集客方法はいろいろありますし、ここ数年ではインターネットを使った集客ばかりに意識が向きがちですが、ローカルビジネスになる治療院経営においては看板による認知拡大も効果的です。ですからここではまず、看板の重要性について解説していきます。

看板は、見た目が重要です。例えば、ファミリーマートやマクドナルドは、ロゴをみただけですぐに理解することができます。このように、看板はひと目みただけで瞬時に理解できるくらいわかりやすいものがベストです。

治療院に限らず集客ができない理由の大半は、「認知されていないこと」です。私自身も、15年間の経営のうち、最初の8年間は多くの人に「ここにこんな整骨院があったんだ」と言われました。駅からは遠い場所にありましたが、車で通りかかったり、散歩コースとして利用されているエリアにあるため、比較的認知されやすいはずでした。しかし、8年経ってもそうなっていなかったのです。

また、集客には認知が大事とお伝えしましたが、一度治療院にこられた患者さんが治療院に行かなくなる理由についても併せて知って下さい。再来しなくなる理由として最も多いのは、実は治療効果ではなく「忘却」つまり存在を忘れてしまっていることです。

ということは、患者さんに忘れられないように、あなたの整骨院や整体、サロンなどの治療院を思い出してもらえるよう日々集客努力が必要になるということです。その上でも、看板は非常に重要です。集客のためには、お客様にイメージから認知してもらう必要がありますし、一度来院した人には思い出してもらわなければなりません。歩いている途中や車を運転している途中にハッと思い出してもらう。その役割を担うのが看板です。

また、治療院のイメージも重要です。人はすぐに忘れてしまう生き物ですが、名前は覚えていなくても特徴を覚えているというようなことはよくあります。ですから、治療院に、何かすぐ思い出してもらえる特徴的なイメージを植え付けるのも大切です。

例えば私の治療院では、理念を表現したキャラクターがいます。このキャラクターは、LINEスタンプや記念品に使用したりして、患者さんに覚えてもらうようにしています。キャラクター制作には、ランサーズなどのサービスを利用すれば、比較的安価に依頼することができますからぜひ活用してみて下さい。

キャラクターを作らなくても、治療院のネーミングで工夫する方法もあります。

私の知り合いの治療院では、スポーツに特化した接骨院ということで、治療院の名前にスポーツという言葉が入っています。それだけでなく、その治療院の名前に合う、スポーツをイメージできるような環境づくりや、治療内容などを用意しています。

この治療院のように、ターゲットに合わせた特徴を打ち出すことで特徴を覚えていただくことができたりするので、自分の治療院でも何か強い特徴を打ち出せないかを考えてみて下さい。

イメージカラーを決めましょう

ここでは、イメージカラーの効果について話します。

先ほど、特徴的な看板をつくることの大切さについてお伝えしましたが、私の治療院の看板はイメージカラーであるオレンジ色です。この看板に施したオレンジ色は、以前驚くべき効果を発揮してくれたことがあります。

それは、有名なプロ野球選手が看板だけを頼りに来院してくれたことです。その選手は、当時手術を受けた後で、とても大切な時期でした。その選手は、どのようにしたらより早く治せるかと悩んでいたそうなのですが、その際に「オレンジ色の看板の整骨院に行けば治る」とある人に言われたのだそうです。

はじめは冗談だと思い聞き流していたものの、たまたま練習の帰りに私の整骨院のオレンジ色の看板を見つけ、「本当だ」ということで連絡してきてくれたのです。にわかには信じられない話ですが、これもイメージカラーとして決めたオレンジ色を看板に使用していなければ起こり得なかった縁だと思います。

Section

03

HPは見るモノ

権威性を表現出来ていますか?

すでにホームページを運用されていると思いますが、ここでは改めてホームページの目的を理解していきましょう。治療院におけるホームページの目的は、来院する患者さんに安心感を与えることです。治療院を探している患者さんは、様々な方法で治療院の存在を知って来院してくれますが、存在を知ったからといってすぐに来院するわけではありません。どんな治療院かを確認するために、Ｇｏｏｇｌｅなどで検索してホームページを訪れ、治療院のことを確認します。

ホームページを訪れた人が最初に目にする部分は、トップページです。ですから、このトップページの重要性を理解して、訴求力のあるページづくりをします。ちなみに、ホームページの改善については、Ｇｏｏｇｌｅアナリティクスなどの解析ツールを使って分析すると、どのページがどのくらい閲覧されているかが分かりますから、取得できたデータをもとに分析して改善するようにして下さい。

効果的なホームページをつくる上で重要なことは、ホームページは基本的に「見るもの」だと理解することです。

ありがちなのは、文章ばかりが窮屈そうに並んでいたり、情報があり過ぎるホームページですが、そういった見にくいホームページはおすすめできません。

マーケティング用語で「**AIDMA法則**」という言葉があります。ＡＩＤＭＡの法則は、消費者の購買行動におけるステップを表しています。この法則では、まずは注意を引くこと、次

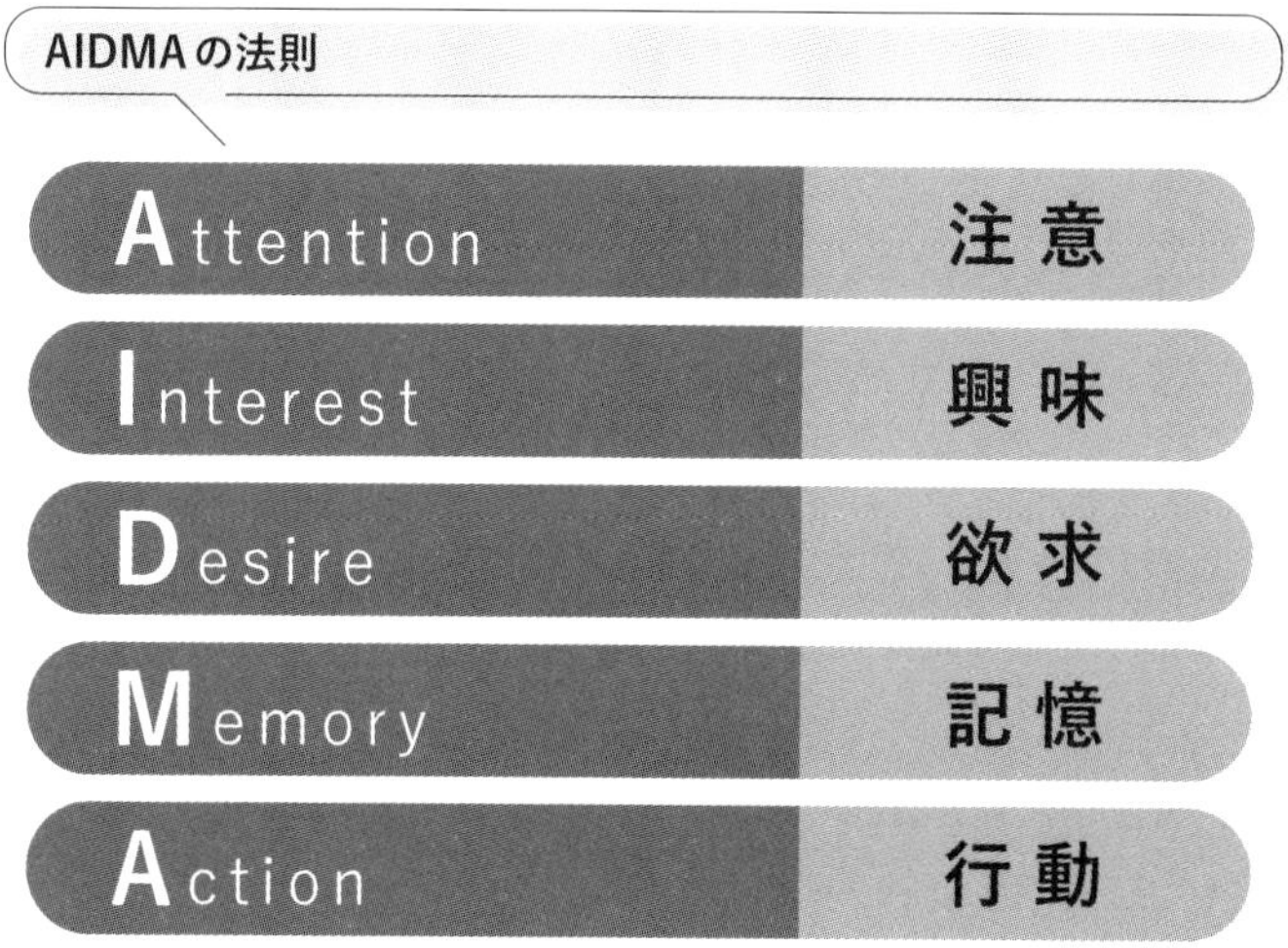

Attention	注 意
Interest	興 味
Desire	欲 求
Memory	記 憶
Action	行 動

に興味・関心を持たせること、そして欲求を喚起し、記憶に留めて行動に移ることが重要だと言われます。ということは、最初の訪問先であるトップページは、訪問した人の注意を引くページであるべきだということです。

トップページでは、3秒間でインパクトを与えられるかどうかにこだわって下さい。3秒でインパクトを与えるためには、写真とわかりやすいキャッチコピーが重要です。訪問した人は、他の治療院と比較していますから、他の院との違いが瞬時に理解できるような刺さるページづくりを意識しましょう。

トップページに用いる写真は、「治療院の世界観」を表現できているかを大切にして下さい。この時、なんとなくという理由で写真を選んではいけません。大した理由もなく選んでしまうと、世界観がブレてしまいますから、どのような写真をどのような目的で使用しているか、しっかりと説明できるようにしておきます。

説明できるような写真選びのコツとしては、治療院のターゲット層に訴求できる写真はどれかという視点で考えるのがおすすめです。例えば、スポーツをされている人をターゲットにしている場合、そのホームページにはプロ選手や学生選手の写真を多く掲載しましょう。

一目見て独自化出来ていますか？

キャッチコピーは、分かりやすく3秒以内に相手を引き付けるものが理想です。例えば、私の治療院では「黒幕」という言葉をキーワードにしています。私の場合は、他の治療院で良くならなかった人たちをターゲットにしていることもあり、「あなたの痛みは他に原因があります」というメッセージを打ち出せるように工夫しています。このように、キャッチコピーは、とにかく簡単でかつインパクトのある言葉で表現して下さい。

さらに加えると、権威性や独自性もしっかり訴求できているかを確認して下さい。例えば口コミで良い評価が得られた結果や、表彰された実績、患者さんの数、あるいはメディア掲載などは権威性として訴求できます。

独自性は繰り返しお伝えしているように、自分の治療院ならではの特徴です。これまでの章で考えてきた自分の独自性が表現できているかどうかも確認してみてください。

ホームページは定期的にアクセス状況などを分析して、必要があればその都度改善を繰り返します。

Section

04

ブログの使い方

専門性を書く

ブログは、信者を獲得するための重要なツールですから、しっかり活用方法を学んでください。ブログについてまず知っていただきたいことは、ブログの種類についてです。ブログは大きく分けて、ホームページの中に組み込まれる「内部ブログ」と外部サービスを利用して運営する「外部ブログ」が存在します。

かつては内部ブログがSEO対策に有効だと言われていましたが、最近は変わってきてしまっていますし、評価基準も頻繁に変わりますからそこまで意識しなくてもいいのではないかと考えています。それよりも注目していただきたいのは、外部ブログです。外部ブログにはアメーバブログのように読者と交流できるという特徴を持ったサービスがあります。

ブログが効果的なのは、コアなファンを獲得できるからです。ホームページは、料金表や初めての方への案内、代表者の思いなどを伝える場ですが、ブログはそれを超えてファンにアプローチできるツールです。

3章でパレートの法則と、2：6：2の法則についてお伝えしました。そこでは、上位2割の自分のことを好きだと言ってくれる患者さんを大切にしましょうとお伝えしてきました。ブログは、その上位2割の患者さんをコミュニケーションを取りながら関係性を強固にしていけるツールなのです。

ブログを読む人は大きく分けて2つのグループに分かれます。

1つ目は潜在顧客層で、あなたの医院を認知しているけれどまだ利用したことがない人たちです。潜在顧客は、自分にとって合う治療院かどうかを調べています。2つ目は既存患者で、こちらはすでにあなたの治療院の患者さんになっていて、あなたの発信に対して熱心になってくれる人たちです。

ではこの2つの読者層に対して、ブログではどのようなアプローチをしていけばいいのでしょうか。ここで意識していただきたいのは、納得性と意外性、専門性、独自性の4つです。

先ほど出てきた潜在顧客層に対しては、特に納得と意外性が大切です。納得というのは、例えば患者さんが腰痛に関する悩みを持っていた場合、ブログを通してその先生の持つ腰痛の知識に納得ができれば来院に繋がります。また、意外性もあるかもしれません。自分が当たり前だと思っていたことを覆えされる時、人は強く印象に残りますし、それが自分の悩んでいることだとしたら、その人に会ってみたいと感じるものです。

潜在顧客にも既存顧客にも訴求できる要素は、専門性や独自性です。

ややパフォーマンス的なところもあるかもしれませんが、あえて専門用語を並べて解説するのも、専門家としてみせるための1つの戦略です。「この先生はすごい」「この人ならよくしてくれそう」そんなことを感じさせられたら合格です。

専門性を語りたいときは、特に自分の得意な症状などを語ることをおすすめします。例えば腰痛が得意なら、「腰痛には3つのタイプがあります」という切り口から始まり、腰痛という症状の奥深さを語ります。

一方独自性を出したいときは、自分の技術に至るまでのストーリーを語るのがおすすめです。実際のところ、治療家の技術力はそれほど区別がつきません。1章でも何度かお伝えしたように、患者さんはうまいと超うまいの違いがわからないわけですから、ブログ上でそれを伝えることはより難しいことです。

ですから、自分の技術力がついた背景やストーリーを語るのです。

私の場合、好きな施術に関節調整がありますが、それが好きになった背景には開業前に延べ5万人くらいの指圧をずっと続けていたという経験があります。5万人も指圧していたため、自分の指が壊れてしまったんです。そこで、なぜそうなってしまったのかを研究し始めたところ、関節の位置異常が大事なのではないかという気づきを得たのです。

このように、技術力だけでは他の先生との違いを伝えることができませんが、その技術に至るまでのストーリーを語ることで自分の独自性が出せるようになります。

他には、治療に関するエピソードや成功事例の紹介も行っていきましょう。そうすることで、患者さんが安心して来院できるようになるからです。

個性を出しファンを作る

専門的なことを発信するのも大事ですが、先生の個性もしっかり出していきましょう。具体的には、先生が趣味で旅行に行った際のエピソードや、治療に関連する雑学やトリビアを紹介する記事を書くことです。患者さんにとって興味深く、かつ先生の個性が感じられる内容を盛り込むことが大切です。無難なところでは、自分の好きな食べ物の話でも十分だと思います。甘いものが好きな先生であれば、それを発信することで「この先生は、甘いものを持っていくと喜ぶんだな」と思ってもらえます。ブログを書くときには、ブログのデザインだけでなく、写真や動画などのビジュアルでの訴求も駆使して、先生の個性や人柄を存分に発揮してください。

これまで何度か、嫌われる勇気を持ちましょうとお伝えしてきています。そこでもお伝えしたように、自分の考えにそぐわない人が来ると嫌だと感じます。これは患者さんにとっても同じことです。

患者さんは自分の体を、価値観が合わない人に触れられることに大変なストレスを感じますから、治療家と患者さんのお互いが共感できる関係性を築くことがいい施術を行うためにも大事になります。このようなミスマッチを防ぐためにも、ブログは大変効果的です。

さらに、ブログを続けることで驚くような効果が得られることもあります。

例えば、私の専門学校時代の同期の治療家は、独自のメソッドを開発し、そのことをブログで発信を行っていました。その結果なんと、出版社からオファーを受け出版に至り、現在は複数の本を出版する先生になったのです。

すべての人に起こることとはいえませんが、ブログを続けていると意外な繋がりやチャンスが舞い込むことがあります。

ちなみに出版を狙うためのブログの書き方としては、１記事あたり１０００文字程度の記事を書くことを心がけてください。それを積み重ねていき、１００記事書き上がる頃には１冊の本が書けるくらいのボリュームになります。ブログから商業出版を目指すのは、簡単ではありませんが、将来的に出版を狙いたい人は意識してみてください。ただし、その場合のテーマは絞り込むようにしてください。複数のテーマを混在してしまうと、一貫性のある発信にならないためです。

ブログを書くことは手間がかかりますが、SNSとは違いストック性のあるメディアですから、長期的に見るとSEO的な効果を得られることもあります。普段の業務で忙しいかもしれませんが、コツコツ発信していくことでより多くのファンと繋がることもできます。

積み立て貯金をしているようなイメージで、まずは小さく始めてみるところからおすすめします。

Section 05

インスタグラムの使い方

世界観を表現すれば好きな患者さんが集まる

次は、インスタグラムの活用方法についてお話ししていきます。

インスタグラムは、写真や動画をメインに投稿してユーザーと交流するビジュアル重視のSNSです。インスタグラムは、自分の世界観を打ち出し、お客さんや他のユーザーとの距離を縮めることが可能になります。利用者数は約３３００万人で、男性が41%、女性が57%、20代から30代が多いとされています。

インスタグラムのユーザーは、通勤・通学時間、昼休み、仕事後などの時間帯によく利用すると言われていますから、その時間帯に合わせて投稿することで、リーチ数を増やすことができます。

インスタグラムにおいて大切なのは、本書で何度も登場している「世界観を大切にすること」です。世界観の表現として例えば、ピンクをベースとした世界観でプロデュースするとか、文字でメッセージを打ち出す。あるいはキャラクターを使用して世界観を表現するなど、さまざまな方法があります。

ちなみに私の治療院では、アスリートや治療を受ける学生が多いため、そのような世界観を作り上げています。学生に許可を取らなくてはいけませんが、小学生が集まっている写真を投稿することで、他の子どもや親御さんたちからフォローされやすくなります。

インスタグラムに関しては、あれこれとやる前から方法論ばかりを調べずに、まずは実際に触ってみて投稿を始めてしまうのが早いです。投稿が増えていくと、いいね数をもとに自分の投稿がどれだけ認知されているかを確認することができます。

もしも、なかなか投稿内容が決まらないとなった場合には、まず自分の好きなことを投稿し、いいね数が多いものを中心に投稿していきます。そうすることで、徐々に世界観を作り上げていくことができます。

私たちの治療院では、学生アスリートが多く来ていることをアピールするために、頑張っている学生の動画や写真を投稿しています。また、アットホームな雰囲気と技術力をインスタグラムで打ち出しています。

ストーリー機能を「人柄」と「タイムリーな情報」の為に使う理由

インスタグラムには、24時間で消えてしまうストーリーという機能があります。一定時間経てば消えてしまうということで、多くの学生や若者がストーリーを活用しています。

このストーリー機能を活用したいときにおすすめなのは、「**自分の人柄や普段のキャラクターをアピールする場所として活用すること**」です。24時間で消えてしまうので、一時的でタイムリーな情報の発信にも使えると思います。

ストーリー機能をうまく使うと、「誰が自分のストーリーを見ているか確認できます」。これを利用して、長期的に見てくれている人に向けて、その人たちが好きそうな動画や投稿を作成し投稿していきましょう。例えば、サッカー部の生徒が見ているとわかった場合は、サッカーに役立つストレッチの情報を投稿するというイメージで発信を増やしていきます。

インスタグラムでフォロワーを増やす方法として有効なのは、近所の整骨院や治療院のフォロワーをフォローすることです、また、地域内の他のビジネス（花屋や飲食店など）をフォローすることもおすすめになります。同じ地域の治療院や店舗をフォローすると、そのエリア近郊に住んでいる人たちと繋がる可能性が高くなるからです。

さらに、ハッシュタグを研究して、ハッシュタグから自分の発信するテーマに興味を持っているであろうユーザーをフォローすることも効果的です。

例えば、「ストレッチ」のハッシュタグを使っているユーザーをフォローすることで、その興味を共有する人たちと繋がることができます。

ただ、ここでも同じことになりますが、やはり最も大切なことは、インスタグラムを継続するということです。途中で投稿をやめてしまうと、せっかくの効果が薄れてしまいます。ですから初めからハードルを高くしすぎずに、まずは自分が面白いと思うことを投稿し、続けることを目標に据えてください。

特別な企画を考えなくても、日常的にあなたが行っていることを発信していけば大丈夫です。例えば、捻挫の治療法や足首に巻いた包帯の写真などを投稿するだけでも、興味を持ってくれる人がいるかも知れません。大事なのは、先ほどもお伝えしたように継続することと、発信を怖がらないことです。

インスタグラムに慣れてきたら、「いいね」の数を目安に、投稿記事の共感度を分析してみてください。どんな人たちに投稿が刺さっているのか、あるいはどの程度「いいね」の数を稼いでいるのかを確認し、投稿内容をチューニングしていってください。

Section

06

ＹｏｕＴｕｂｅの使い方

治療院に有効な動画とは？

続いては、ＹｏｕＴｕｂｅの活用方法についてお話ししていきます。少し前のＹｏｕＴｕｂｅ全盛期の頃とは違い、ＹｏｕＴｕｂｅはチャンネル登録者数や再生回数が減少傾向にあると言われています。ですから、これからＹｏｕＴｕｂｅで発信していくのであれば、細分化したテーマに取り組んでいくことをおすすめします。テーマを細分化するというのは、例えば、肩専門や腰専門など専門的なテーマにしっかり絞ることです。

一般的にＹｏｕＴｕｂｅの活用というと、動画収入を得る方法としてとらえてしまうかもしれませんが、本書で取り上げるＹｏｕＴｕｂｅの活用方法は、治療院への集客を目的とします。

さて、先に結論をお伝えしてしまうと、ＹｏｕＴｕｂｅを活用して治療院へ誘導するには、**「施術中の動画をノーカット配信すること」**がおすすめです。正直な話をすると、この施術動画では再生回数は伸びませんが、来院してくれる確率が高くなります。

ノーカットの施術動画が患者さんを引き寄せる理由としては、初めての治療院に対する心理的不安要素が払拭できることが大きいです。

治療院は人の身体に触れる仕事ですから、患者さんとの信頼関係がとても大切になります。リピーターの患者さんならお互いに理解しているのでいいですが、新規の患者さんはそうはいきません。知らない人に身体を触られるわけですから、自分がどんな治療を受けるのか、痛いのかどうかなど、様々な疑問や不安があるはずです。そこで、これらの疑問や不安を解消するのが、先ほどの動画の役割というわけです。

例えば、私が過去に作成したのは、胸郭出口症候群の症状に対する治療法を、スタッフを使って実際の流れを説明している動画です。この動画を見ることで、患者さんは安心し、来院してくれるようになります。来院を迷っている人の背中を直接押すことはできない代わりに、動画がその代わりを努めてくれるというイメージです。また、動画の中では治療院の考え方や理論的な話も動画で発信することで、より信頼感を高めることができます。

他にも、再生回数が伸びている腰椎分離症に関する動画があります。腰椎分離症については、腰の骨が分離している状態を分離症と言い、その分離した骨が前に滑っている状態をすべり症といいますが、この症状に関する詳細を説明した動画を公開することでも、患者さんの来院の敷居を下げることができるようになります。

患者さんとの信頼関係を築くためには、治療家自身が専門的な知識を動画で配信し、自分の考え方や治療理念を伝えることが最も効果的です。また、実際の施術の過程を撮影し、説明することで、患者さんにも理解してもらいやすくなります。

チャンネル登録者の増やし方

ＹｏｕＴｕｂｅのチャンネル登録者数を増やしたい時は、治療院の公式ＬＩＮＥとの掛け算での活用がおすすめです。患者さんに治療院の公式ＬＩＮＥの説明をし、公式ＬＩＮＥの中でＹｏｕＴｕｂｅのリンクを貼ることで、患者さんからの登録を促すことができます。

例えば、治療院で体操の説明をする際に、患者さんから「どういう体操すればいいですか？」という質問があると思いますが、その際に撮影した動画のURLを一緒に教えてあげます。動画になっているので何度も見返すことができますし、登録者数も増えます。

他のSNSと連携させる場合は、インスタグラムのストーリー機能を使って、動画のURLを貼ることもできますし、TikTokやYouTubeショートから、YouTubeチャンネルに誘導することも考えてみてください。

YouTubeを活用する上での注意事項は、収益化ではなく、まずはYouTubeでの発信に参加することを目的にし、ユーザーや患者さんたちとの交流を楽しんでください。

Section

07

ＴｉｋＴｏｋの使い方

学生と距離感を縮めるＴｉｋＴｏｋの使い方

学生を中心に利用者が増えているＴｉｋＴｏｋの活用はどうしていけばいいのでしょうか。

ＴｉｋＴｏｋとは、15秒から1分ほどの短い動画を作成し投稿できるプラットフォームです。よく音楽に対して踊るというイメージがありますが、最近はノウハウ系の動画も増えており、小学生から中高生など幅広く利用されています。

ＴｉｋＴｏｋは、再生回数が上がりやすいという特徴があります。また、ＹｏｕＴｕｂｅに誘導することで、フォロワーを増やすこともできます。私自身もＴｉｋＴｏｋを使っていますが、一瞬で体の柔らかくなる方法などは、よく観られています。

ＴｉｋＴｏｋを治療院の発信に活用するときは、ノウハウ系の動画を紹介してフォロワーを増やしたり、学生と一緒に踊ったりすることがおすすめです。あるいは、ＴｉｋＴｏｋを使ってお客さんやお客さんになってくれそうな人たちとの関係を構築することもできます。

ちなみに、再生回数が２００を超えていない動画は、ＴｉｋＴｏｋから評価されていないと考えて良いでしょう。

楽しく作りＹｏｕＴｕｂｅへ誘導する方法

ＴｉｋＴｏｋを集客に活用するには、ＴｉｋＴｏｋでチラ見せしてＹｏｕＴｕｂｅに誘導するという方法がベストです。イメージとしては、ＴｉｋＴｏｋで注目させて、ＹｏｕＴｕｂｅで教育するという流れを持っておくといいでしょう。

ＴｉｋＴｏｋを使っていていいなと感じることは、学生の患者さんたちと同じ共通の話題があるということです。わからないことを教えてもらったりすることで、学生との距離感も縮まります。身体に関することは自分が先生ですが、ＴｉｋＴｏｋのことは学生に先生になってもらうというのも、関係を深めるためにはいいツールかもしれません。

Section 08

公式LINEの使い方

予約ツールとして使う

LINE公式アカウントは、少し前までLINE@と呼ばれていたものです。

こちらは、友達になったユーザーにメッセージやクーポンを配信することでコミュニケーションを図るツールとなっています。LINEで予約もできるということから、個人向けのビジネスにおいてはよく使われるツールとなっています。

LINE公式アカウントの特徴としては、チャット機能があり、個人とのやり取りができることです。

ただし、LINEには弱点もあります。それは何かというと、ユーザーが登録している名前がわかりにくい場合があります。頻繁に名前を変える人もいるので、このユーザーがどの患者さんだったのかわからなくなってしまうのです。そのような時は、こちら側で名前を変えることもできるので、そのような対応が必要になってきます。

別の機能としては、自動応答メッセージも設定することができます。例えば、登録してもらった後に、登録してくれた人に対して感謝のメッセージを自動的に送るという設定が可能です。さらに、先ほど触れたクーポンやキャンペーンなども配信できます。

ＬＩＮＥの距離感で使う

ＬＩＮＥ公式アカウントの使い方のコツとしては、個人間のメッセージやり取りにおいては、プライベートでＬＩＮＥを使うように、少し近い距離感が好まれます。例えば、「元気ですか」や「痛みは大丈夫ですか」といった感じのメッセージを送ることで、距離感が近くなります。

ちなみに、登録してくれた人へのお礼をする際の挨拶文も重要です。定型文もありますが、ＹｏｕＴｕｂｅのチャンネルを併せて紹介することで、親近感を感じてもらえることもあります。

特に高齢者の方はまだブロックする方法を知らない場合もありますから、治療後もメッセージが届く人も多いです。

ＬＩＮＥは今、１人１アカウントと言っても過言ではないくらいヘビーユーズされているコミュニケーションアプリです。ですから、患者さんとのコミュニケーション手段の１つとしてＬＩＮＥは必要だと言っても過言ではありません。もしもまだ活用していない人がいれば、なるべく早急に取り入れることをおすすめします。

Section 09

信者になって貰う為の導線を構築する

セールスファネルを理解する

この章の最後に、信者になってもらうための導線を構築するという話をしていきます。この章では、治療院経営に役立つ各ツールの特徴を紹介してきました。これまでは1つ1つのツールの活用方法の説明でしたが、これらのツールを連携させて、1本の集客導線が構築できるようにしていきましょう。

実際にどのように構築していくかというと、図のようなセールスファネルというものを作っていきます。セールスファネルというのは、マーケティング用語でよく使われているものですが、あまり難しく考えずに、本書では最終的にＹｏｕＴｕｂｅに患者さんやファンを集めることを目的にしてください。

メディアには、大きく2つストックメディアとフローメディアというものがあります。それぞれを簡単に説明すると、ストックメディアは検索エンジン上にコンテンツを貯めておくことができ、検索されるもの。一方フローメディアとは、タイムラインに流れるもので、基本的にはそのプラットフォームの中だけのものという区別になります。

集客をするときには、ストックメディアにユーザーが集まるようにしていくと言われますが、ここ数年のトレンドや治療院という特殊な職業であることを踏まえると、ＹｏｕＴｕｂｅに集まるような仕掛けを構築することが最適だと考えています。

マーケティングにおけるセールスファネル

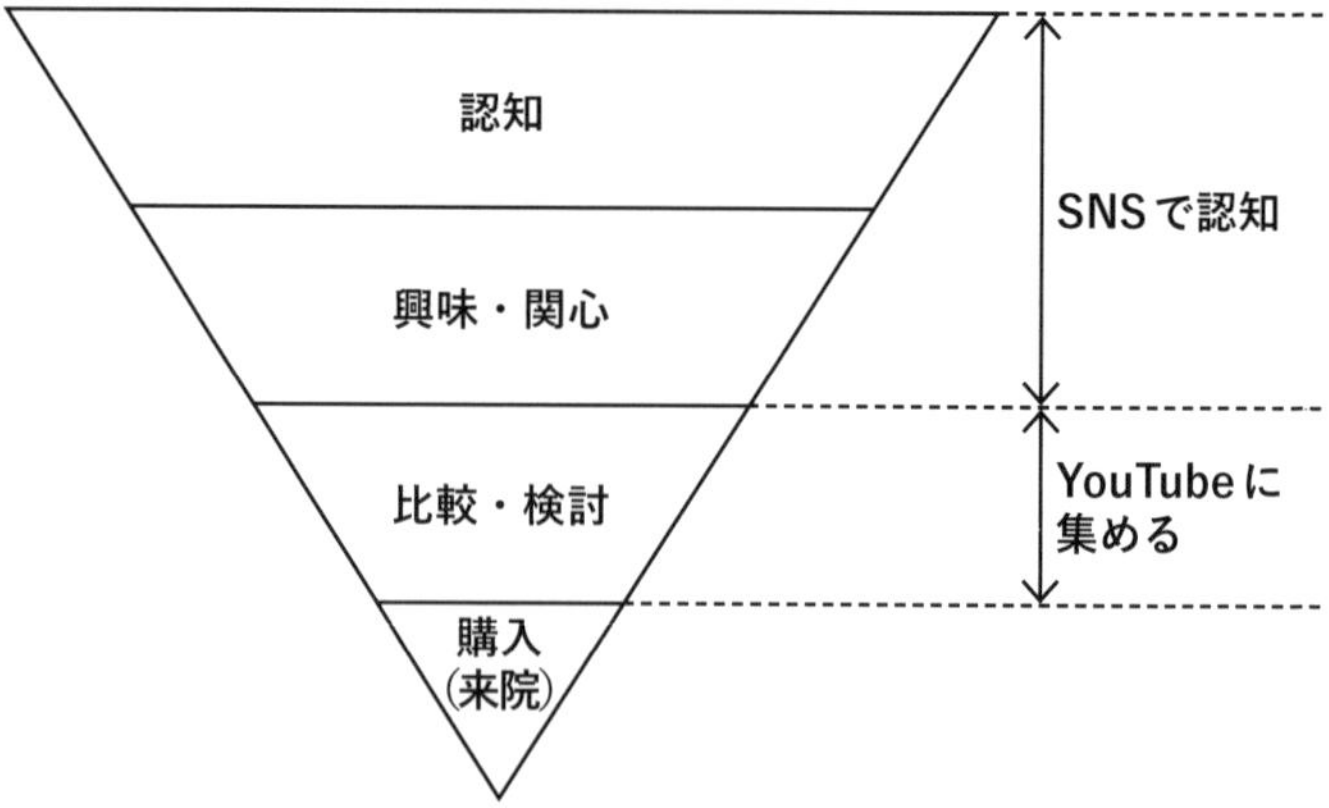

ＳＮＳなど、それぞれのメディアで認知させたあとは、ＹｏｕＴｕｂｅに誘導しチャンネル登録をしてもらえるように促していきます。そうすることで、動画を更新するたびに相手に通知が届き、新しい動画を観てもらえるようになります。こちらからの働きかけがなければ、忘却されてしまうだけですから、このように新しい動画の通知が届くだけでも思い出してもらうきっかけになるはずです。

ＳＮＳを追わせてメディアを構築する

先ほどのように導線を作り、信頼を構築していく最終ゴールは、**すべてのＳＮＳをフォローしてもらうことです**。イメージとしては、先生の情報を見てないと不安になるとか、今日は先生何してるんだろうとか、先生どういうことを考えてるんだろうと思ってもらえるような存在になることです。こちらが発信するその情報を追いかけたくなる。そんな熱狂的なファンを増やしていきましょう。

では、そのためには何をすればいいでしょうか。

コツとしては、相手にわざわざ行動させることです。例えば、TikTokで情報を出しておいて、YouTubeに誘導する。あるいはインスタグラムでのストーリー機能で見せておいて、Facebookの投稿で見せるという方法があります。要するに、1つのSNSのプラットフォームですべて完結させるのではなくて、プラットフォームを跨いで情報を収集してもらうように仕掛けるということです。そうすることで、相手はどんどん追いかけることになり、結果的にこちらの情報が気になって仕方なくなるという状態になっていくということです。

ただ、ここで1つだけ心に留めておいていただきたいことがあります。それは、いくら相手をファン化させる仕組みを作るためだからと言って、**無責任な発信や発言は決してしないことです**。責任を持って、信頼できる投稿を継続的に行っていくことで関係は構築されていきます。少しでも、利用しようというような下心があると、途端にファンは引いていってしまうので注意してください。

発信を継続することでアンチも出てくる可能性がありますが、それは認知された証として受け止め、あなたは変わらずに発信していってください。

Chapter

05

技術の見える化をすれば売上は上がる

Section 01

マーケティングの基本

マーケティングとはなにか?

前章ではそれぞれの集客ツールを使った集客導線の構築を行いました。ここからは、構築した集客導線をより効果的にしていくために必要なマーケティングの基本について解説します。マーケティングは非常に奥が深いテーマですが、ここでは簡単に説明していくので安心してください。

まず理解いただきたいことは、技術の見える化をすれば、売上が上がるということです。

多くの治療家は、高いレベルのスキルを持っていますが、その価値がうまく伝わっていない傾向があります。せっかく持っている高いスキルも、人に伝わらなければ価値に換わりません。集客がうまくいかなかったり、売上が上がらなかったりと、治療院経営の悩みはさまざまありますが、ほとんどの場合において「伝わっていない」ことが原因です。ということは、うまく伝えることさえできれば、現状は改善されるということです。

経営においてマーケティングとは、集客、販売、フォローの3つの要素をしっかりと実行することです。これを行うと、どのような事業でも成功へと導くことができます。

マーケティングを確実に実行していけば、その行動に対しては必ずなんらかの結果が出ます。結果が出たら、その結果をもとに分析し、改善を繰り返していくことでマーケティングの精度は改善していきます。

例えば、売上が伸び悩んでいる場合、まずはその分析をしっかり行い、原因を探っていきます。新規の患者さんの獲得に課題があるのか、あるいは既存の患者さん再来院率に問題があるのか、ということです。問題点を見つけることができたら、それを改善できるような施策を立て、再び実行に移していきます。

集客においては、口コミやインターネットの評判などが重要な要素になってきます。例えばＧｏｏｇｌｅなどで評価が低い場合や口コミ・紹介が少ない場合は、口コミしてもらえるような施策や企画を考えたり、本書でも触れた口コミの法則を思い出しサービスの改善に取り組むなどしてください。いつもと違っていて、かつ集客の起爆剤になりうるものとしては、院内イベントなども考えてみるといいでしょう。院内イベントは、参加した患者さん同士が繋がることで紹介などが起きやすい土壌を作ることができます。

集客のことを考えたら、販売についても見直してみてください。

治療院における販売商品とは、先生自身や先生の施術、治療院で過ごしてもらう時間。それから物販などもあると思います。

例えば施術の時間内には、「問診・検査・カウンセリング・施術・評価・課題の明確化・宿題提案」などが含まれています。これらのいずれかに問題があり、うまく売上が上がっていない場合は、問題のあるところを改善していく必要があるでしょう。

フォローは、治療後の患者さんに対するケアだったり、よくなった患者さんへのケアのことです。ここでは、サンキューレターや別メニューの提案、あるいはメンテナンスメニューの提案などが考えられます。このようなフォローは欠かさず行っているでしょうか。

売上に困っている治療院の多くは、案外このフォロー提案を行えていないことが多々あります。

フォロー提案は、スピードが命です。仮に治療を通してよくなった人であれば、他の人を紹介してくれる可能性が高くなるタイミングです。治療中の人は、比較的自分のことだけに精一杯になってしまうことが多いので口コミは起きにくいのですが、よくなった人は違います。こういったチャンスをきちんと掴んでおくのも、安定した経営には大切です。

最強のマーケティング戦略とは？

最強のマーケティング戦略は、**マネをすることです**。自己流でいきなり何かを始めるのではなく、成功している人・治療院を分析して徹底的にマネるところから始めます。守・破・離という考え方にもあるように、何事も自分のモノにするには、誰かからのサポートを受けて遂行し、その結果をもとに改善。その2つを繰り返すことで最終的に新たな知識が開発できるようになります。この最終段階まできちんと達することができれば、その頃には自分だけの独自性が見つかり、それを打ち出していくことができます。

集客する際には、必ず指標を持つことも忘れないでください。必ず、目標を決め、それに対しどうだったのか検証する癖をつけるようにしてください。

Section

02 痛みにフォーカスする事の危険性を知る

痛みを取ることに集中した事による悲劇

ここでは、治療家として痛みを取ることにフォーカスする危険性をお伝えしていきます。治療家としては、患者さんの痛みを取ることに集中することは正しい在り方です。

しかしながら、そのような治療家の治療院はあまり繁盛していないことも多いです。事実、経営セミナーにいくと、「患者さんがよくなってしまい卒業してしまうので、患者さんが少ない」と嘆く先生がいます。治療家としての考え方や姿勢は正しいのですが、治療院の経営者としてはよくありません。

では、痛みを抱えて来院された患者さんをしっかりと治してあげながらも、経営を軌道に乗せるにはどうすればいいのでしょうか。

私の考えとしては、治療院経営におけるゴールは次の2つしかないと思っています。1つは、まず来院された患者さんを治すこと。2つ目は、それと並行して、口コミで紹介してもらうことと、良くなった患者さんにメンテナンスとして通ってもらうこと。この2つが重要です。

治療院経営におけるゴールは2つしかない

では、どうすれば先ほどの2つのゴールを目指せるのでしょうか。まず、**患者さんの期待を超える治療を提供することが大切です**。口コミが発生するのは、大抵が初回の治療で感じたインパクトが大きい場合です。治療院では人の体に触れる仕事をしていることもあり、その不安感からの変化の程度によって口コミされるかどうかが決まったりします。

「すごく辛かったけれど、先生のおかげで楽になった」という感動を患者さんに与えることができれば、高い確率で口コミが発生するということです。

インパクトのある治療結果を出すためには、意外性や共感性を引き出すプラスアルファが必要です。意外性とは、患者さんに「こんなことが原因だったのか」という驚きを与えることです。これは、技術に自信のある治療家であれば得意なのではないでしょうか。もう一方の、共感性を引き出すためには、患者さんとのコミュニケーションが重要になります。例えば、「通常は3週間で治る症状が1週間で治った」としても、その、通常必要とされる期間を患者さんが知らなければ感動は生まれません。

ですから「この症状は通常3週間かかることが多いですが、1週間で治りました」と基準より早く良くなったことを伝えることで、感動が生まれ口コミにつながります。

次に目指すべきゴールは、患者さんに継続的なメンテナンスに来てもらうことです。痛みが消えたら通院が終わるのではなく、定期的なメンテナンスが重要であることを気づかせる必要があります。

メンテナンスは、単価アップを狙ういい機会です。ですから、単価アップしても喜ばれる仕組みを構築することをおすすめします。治療が完了した段階で、メンテナンスメニューを提案する際に、メンテナンスとトレーニングを組み合わせる、あるいは整体とフェイシャルやストレッチを組み合わせるなどすると、喜んで購入してくれる患者さんもいます。

Section 03

インパクトのある施術を提供してますか?

インパクトとは共感性と意外性にある

口コミや紹介のイメージは、患者さんが施術に感動することによってビールジョッキから溢れ出る泡のように発生するものだとお伝えしました。では、感動的な印象を与えるためにはどのようにすればよいでしょうか。ここで大切なのは、分かりやすさです。

例えば、治療院のホームページにはよく「根本治療」という言葉があります。この言葉自体は悪くないのですが、他の治療院のホームページを見ると、どこも同じ言葉を使っていることが多いです。これは、同じ制作会社に依頼していることが多いため、なんとなく似たり寄ったりなデザインや表現になってしまうことが原因です。

でも、このままでは他の治療院との差別化ができません。ですから、伝え方には工夫が必要だと思ってください。その工夫とは、共感、意外性の2つです。共感は、患者さん自身が抱える思い込みに繋がる部分です。患者さんの思い当たる節に触れることで、患者さんは感動してくれます。

その中で私もよく行っているのは、圧痛部位を的確に触れることです。特に驚きのない技術ですが、自分の身体の痛みという見えない部分を的確に当てられることで、「あ〜そこそこ痛いところは！」と共感を引き出せるようになります。

もう1つ重要なのは意外性です。患者さんが「なぜこんなところが痛いの？」と感じるような方法で治療を行うことが大事です。例えば、患者さんは膝関節が痛いと思っている場合でも、股関節から痛みを取ってあげることで意外性を与えることができます。

こちらが、おそらくここも痛むだろうと思って予見した箇所が見事に当たると、先ほどと同じく、患者さんはとても驚き、先生の技術に価値を感じてくれるようになります。

大切なのは「治す事ではなく治りそうと感じてもらう事」

施術の中でインパクトを残すには、先ほどの2つに加え、分かりやすい施術も大切です。

患者さんが訴える痛みの原因には、様々なものがあります。関節や筋肉の問題、あるいは筋膜の問題です。しかし、インパクトを大きくするためには、その中から特定の要素を絞り込む方がうまくいきます。

私の場合、独自のアプローチとして、痛みの黒幕を知ることで痛みが治るという考え方を提唱しています。痛みの9割は他に原因があることを、わかりやすくシンプルな表現で言語化することでインパクトと独自性を打ち出しています。要するに、痛い部分に触れずに治療ができるというのが、私の治療院のアプローチなのです。

なぜこのような打ち出し方をしたかというと、口コミや紹介をする側にとって、人に伝えやすいと考えたからです。患者さんから紹介されて来院された新規の患者さんに、来院した理由を訊ねると、「痛いところを触らずに治すと聞いた」とか「私の先生は背骨を揺らすだけでラクにしてくれる！」と聞いたことがきっかけだったりします。

ということは、治療院経営において、治療院や技術の特徴を患者さんに伝えるときは、印象に残りやすい形で伝えた方がわかりやすく、かつ広まりやすいということです。

Section

04 治療計画は伝わっていますか？

患者さんが知りたい事とは？

売上を上げるためには、治療計画をどのように伝えるかも大事になります。

まず、患者さんが知りたいことは、「どうすれば治るのか」「なぜ痛みが起こったのか」、「どれくらいで治るのか」といった点です。患者さんの信頼を得るためには、こうした疑問に聞かれる前に先に答えることが大切です。患者さんの疑問にきちんと答え、結果を提供することで信頼を築いていくのですが、そのために欠かせないのが、この治療計画です。

ダメな治療家が行っている2つのS

ダメな治療家は、「世間話」と「商品説明」が多いです。

世間話は、患者さんとの信頼関係を築くための情報収集としては効果的ですが、それを行えるのは信用を得た人です。信用を得ていないうち、特に初回の患者さんに対して行う世間話は、かえって患者さんの心証を悪くします。世間話で安心するのは、患者さんではなく先生の方ですから、世間話をしてもいいのは既存の患者さんたちだと心得てください。

商品説明も同様です。押し売りばかりでは施術されている患者さんも窮屈な気分になってしまいます。どんなにすごい効果があったとしても、技術の話ばかりされたら楽しくありません。

患者さんが知りたい2つのM

患者さんが離れてしまう2つのSとは対照的に、行うことでますます患者さんがファンになってくれる2つのMというものがあります。**この2つのMとは、患者さんが知りたいと思っている「メリット」と「未来像」のことを指します。**

メリットは、ある物事を行って生じる利益や得るもののことを指します。ということは、1

つ目のM、メリットとして伝えることは、施術を受けることでどのようないいことがあるのかということです。また、未来像とは、施術を受けることで、どのような自分になれるのかということです。

痛みが取れるというだけでは、意外性も感動もありません。ですから、その痛みを取ることでどのような素敵な未来が待っているかを示してあげるのです。

例えば、腰痛で来院した患者さんがいる場合、「うちの治療院は、姿勢から改善させていきます」と伝えます。そこにさらに加え、体の姿勢が改善されることで見た目もよくなり、内臓機能の負担も軽減されるといったプラスアルファのメリットを伝えるようにするのです。

患者さんが足首を捻挫した場合でも、「痛みの原因や癖を見極め、パフォーマンスを向上させる方法を提案できます」という風に伝えます。

このようなことができれば、患者さんにとっては痛みをとってくれるだけでなく、元の自分よりもさらによくしてくれる魅力的な治療院ということになります。

例えば私の治療院の場合では、来院する患者さんはスポーツをしている人が多い傾向があります。なんらかの怪我をして来院することもありますが、その際は、怪我をしたことで弱点が明らかになったというポジティブな捉え方をするように心がけます。なぜなら、その原因を追求し、怪我をしない体を作ることができるようになるからだと伝えると、患者さんはその考え方に共感してくれます。

治療院に通って怪我が治るだけでなく、怪我をしない体の作り方も教わり、目標としているプロのスポーツ選手になる可能性があることを患者さんに想像させるのです。

このように、治療計画を患者さんへ伝える際には、患者さんが求める情報を的確に把握して伝えるだけでなく、未来像もしっかり伝えるようにしてください。

治療計画の目安とは

治療院に来られる患者さんの症状には、大きく急性と慢性の2つがあります。

急性の患者さんに対しては、リスク管理を徹底することが重要です。急性の状態では、一度見誤ってしまうと一瞬で信用を失い関係性が終わってしまう場合があるため、リスク管理を徹底しておくことが大事です。

また、患者さんには治療期間の目安や治療過程を伝える時は、できるだけ整形外科が発信している情報や専門書の情報を参考にして伝えることをおすすめしています。なぜなら、最近の患者さんは、来院前にインターネットで検索してから来院することが圧倒的に多いからです。自分の症状について事前に調べているので、こちらがその情報と違うことを伝えると、「え？ 書いてあることと違う」と不審に感じてしまうことがあるのです。

慢性症状の場合の治療計画は、まず一般的な基準値や期間を示し、具体的な改善目標を設定することが効果的です。多くの患者さんは、「通えば良くなる」という先生の言葉を聞きたいと感じていますが、真面目な治療家ほど「やってみないとわかりません」と答えたりします。でも、それでは結局患者さんが求めていることを満たせないので、再来に繋がらなくなる可能性があります。

とはいえあまり長い期間だと、患者さんのモチベーションの維持が難しくなります。ですから、その塩梅が大切です。私が20年以上この仕事をしてきて、反応が良くて結果が出ると感じる期間は、３〜４ヶ月程度です。

この３〜４ヶ月という数字の根拠は、現在、整形外科のリハビリを受ける場合に約５ヶ月かかることがあるためです。また、高齢者の入院施設では、大体３ヶ月のサイクルが一般的です。ですから、この3ヶ月という期間が患者さんにとっても比較的理解しやすいのです。

これらに加えて、次のような理論を追加で説明して納得してもらいやすくなります。それはどのような理論かというと、筋肉細胞や赤血球が新しく生まれ変わるのに必要な期間を基準に考えるという理論です。筋肉細胞は約90日程度で新しく生まれ変わり、赤血球は約120日で新しくなるため、体の中で変化が起こるのに3〜4ヶ月かかることを説明します。ただし、その前に痛みが消えることも多いことを同時に伝え、あくまでも根本的な改善を目指す場合かかる期間であることを伝えます。

治療計画を立てる上で注意していただきたいことは、患者さんの痛みに振り回されないようにするということです。どうしても治療家として接していると、痛みをとってあげなければと必死になってしまうことがあります。治療家としては、患者さんの痛みを取ることは大事ですが、痛みを取ることを中心に治療計画を立ててしまうと、患者さんに振り回されることになってしまいます。そもそも痛みというのは感情ですから、患者さん側の問題です。

治療家として真剣に向き合うことは大事にしつつも、あくまでも主導権を握るのは治療家側であることをしっかりと認識した上で、治療計画を立てるようにしてください。

Section

05 問診・検査・カウンセリングの目的とポイント

問診・検査・カウンセリングで〇〇〇を握る為にする事とは？

次は、問診・検査・カウンセリングの目的とポイントについてお伝えします。あなたは、治療と癒しの違いはなんだと思いますか。治療は、問診・検査・カウンセリングと施術、評価、課題、宿題の流れが含まれるものを指し、反対にこの流れでないものを癒しと区別します。リラクゼーションサロンとは違いますから、これらの1つ1つのプロセスを丁寧かつ誠実に行っていくことが大事になります。

患者さんからの治療の評価を高め、よい施術だと思ってもらうためには、先ほどの流れにおける各プロセスの精度を上げることが重要です。では、よい施術とはなんでしょうか。よい施術とは、感情を変化させられる施術のことだと定義します。

繰り返しお伝えしているように、単に痛みを取るだけでは意外性がないので感情の変化には繋がりません。痛みを取ることはもちろんのこと、それ以上の価値を提供できてはじめて患者さんの感情にプラスの変化をもたらすことができます。

これまでお伝えしてきたことの復習になりますが、治療院経営のゴールは、患者さんが良くなり、感動して口コミで紹介してもらうことと、メンテナンスで通ってもらうことの2つがありました。どちらのゴールも達成するためには、症状だけでなく表情や反応を見て治療を進めていくようにする必要があります。

人から好かれる仕事である、ホストや政治家たちは、信用を築くために常に相手の目を意識しています。何もあなたにホストや政治家のようになって欲しいと言っているわけではありませんが、相手から信用を得るためには、相手の目をみてしっかりと対応することが大事だと知ってください。

問診・検査・カウンセリングの目的は、患者さんとの良い関係性を築くことです。ですから、主導権を握り、敬語で「お願いします」と言ってもらえるような関係を作ることが重要です。なぜなら、あなたに主導権がないと、メニューや料金、連絡の頻度で揉めてしまう可能性があるからです。

そんなトラブルを避けるためにも、問診・検査・カウンセリングでは、相手からお願いされることをとにかく意識してみてください。もしもそれができなかった場合は、先ほどの問診からカウンセリングまでの一連の流れがよくない証拠ですから、どうすればよかったのかを考え、修正していくようにしてください。

患者さんから誰かを紹介してもらう場合は、あなたがしっかり主導権を持てている状態で紹介依頼をすることが望ましいです。これによって、患者さんは先生が自信と責任を持って治療に取り組んでくれるという印象を持ってくれます。

患者さんが言ってほしい言葉を理解していますか？

患者さんに安心してもらうには、問診、検査、カウンセリングの過程で、患者の不安や不満、不快感を引き出すことが重要です。これは他のビジネスでも同様で、顧客の深い不安や不満を理解することで、顧客はお金を払いたくなるものです。ただし、患者が心を開いていない状態で、無神経な質問をすることはやめてください。そのような行為は、一瞬で患者との信頼関係を損ないます。

さて、患者との距離を縮めるには感情の波長を合わせることが大切です。具体的には、話すスピードを合わせたり、共通項を見つけ出したりしてアイスブレイクを行い、調整していきます。患者さんにとっては治療院にくること自体が特殊な状況であることを忘れないようにして、とにかく患者さんにリラックスしてもらえる雰囲気を作り出します。

同時に、患者さんが求める言葉を理解し、言葉にすることを意識してみてください。患者さんが求める言葉とは、「この治療院に通えばよくなるかもしれない」と感じるような言葉です。

治療院における検査の目的は、患者さんの症状を把握し、相手の心の扉を開くことです。心の扉が閉じたままだと、どんなに良い治療を行っても何も感じてもらえません。ですから、まずは患者さんの心の扉を開くことを意識しましょう。

心の扉を開く秘訣は、患者の状態を予見していくことです。例えば、「足を組む癖がありますか?」、「反り腰ですね」、「仰向けで寝るのはしんどくないですか?」など、患者さんの普段の状態を的確に指摘してあげられるようになれば、患者さんの関心を引き出すことができ信頼につながります。


次にカウンセリングです。

カウンセリングの目的は、患者さんに「ここに来てよかった」とか「早く施術を受けたい」と感じてもらうことです。そのために意識することは、症状の説明や現時点で考えられる、これまでの施術・治療でよくならなかった理由などを伝えることです。

この時には、しっかりと専門家としてあなたの考えを伝える必要がありますが、最初の段階で絞り込んでしまわないようにします。そもそも病院の検査でもよくならなかったのだから等、割り切ることも大切なのです。

Section 06

施術時に伝える事で信用度が高まる7つのポイント

患者さんにジャッジされてませんか？

施術時に患者さんにジャッジされてしまい、主導権が患者さんに渡ってしまうことがありますが、それだけは避けるようにしてください。なぜなら、主導権を握るのは治療家の方でなければならないからです。でも、なぜ患者さんの方が先生をジャッジし、主導権を握ってしまうのでしょうか。その理由は、3つ考えられます。1つは自信がなさそうに施術をしているから。2つ目は、わざわざ来てくれたのだから後悔させないという覚悟が足りないから。3つ目は、問診・検査・カウンセリングのツメが甘いからです。

治療家としてのあるべき姿としては、問診・検査・カウンセリングで治療家がジャッジし、「なんでこんなになるまで我慢していたのですか？」と患者さんに訊ねる側に立つことです。

でも、時にはそれがなかなかできない先生もいらっしゃいます。では一体どのようにすれば患者さんに主導権を渡すことなく、信用度を高めることができるのでしょうか。それには次の7つのポイントを施術時に伝えるようにすればいいのです。

7つのポイントをおさえてで信用度をあげよう

信頼度を高めるためには、伝えるべき7つのポイントがあります。1つ目は、目的の明確化。2つ目は、専門性のある会話。3つ目は、体の状況の説明。4つ目は、治療の効果を伝えること。5つ目は、病院や他の治療院との違いやこだわりを伝えること。6つ目は、成功事例の話。7つ目は、絶対によくなるまでサポートするというメッセージを伝えることです。

(1) 目的の明確化

治療をする上で、なぜそこを触るのかという根拠を示すことが大事です。これを説明せずして身体に触れると、患者さんに不安を与えてしまいます。これは特に異性に対して注意が必要になることです。目的を説明する際は、できるかぎり図や専門書などを用いて理論的に伝えるようにしてください。

（2）専門性のある会話

治療中は、専門性のある会話を心がけてください。世間話も良いですが、これは専門家としての認識をきちんと与えてからでなければしてはいけません。

専門的な知識とは何かというと、基本は解剖学・生理学などになります。他には、神経の話や筋肉の話も専門的な会話に含まれます。

ただし、説明する際は、私たち治療家にとっては当たり前の知識でも、相手にとっては初めて聞くような話ばかりであることを忘れないように、丁寧に説明してあげてください。

患者さんの年代によっては、不調がでやすい身体の部位などがあります。ですから、患者さんの年代に応じた話ができるとなおよしです。

（3）身体の状況の説明

現在の患者さんの身体の状況がどのようになっているかをきちんと説明してあげてください。予見で大切なことは、患者さんの痛いところや硬いところを的確に押せることが信用に繋がっていくと理解してください。またその際にも、解剖学的理由や運動学的理由を伝えるなどしていくと、専門家としてより信頼してもらえるようになります。

（4）治療の効果の説明

治療中は「この張りがなくなれば、楽になりますよ」などの声かけも積極的に行ってください。患者さんは、「ラクになる」という言葉を聞きたがっているからです。

（5）他の治療院との違いの説明

痛みのあるところが的確にわかり、なぜその施術を行うのかについて専門的な知識を以って説明していると、「他の先生とは違うかも！」と患者さんが興味を抱いてくれるようになります。この時の患者さんの深層心理としては、無意識に自分が今まさに受けている治療家の先生のことを紹介する時の材料（先生のいいところ）を探している最中です。

ですからこのタイミングで、自分の想いやこだわり、他院との違いなどを伝えるとより効果的です。

(6)成功事例の話

第三者話法の効果を狙って、同年代や同じ症状の人のよくなった事例を話すことも効果的です。第三者話法とは、第三者の例を出して、間接的に自分の主張を伝えるテクニックです第三者の意見を取り入れることで信ぴょう性が高まるため、相手がこちらの主張を受け入れやすくなるといわれています。

(7)サポートするというメッセージ

最後に、あなた自信の志も伝えてください。「絶対に治してあげたい」という強い気持ちを、言葉にできるようになるのが理想です。仮に言葉にできなくても、このメッセージを伝え続けることが大事になります。

Section

07 評価、課題、宿題の流れを作り主導権を握ろう

ゴッドハンドを目指してはいけない理由を知る

患者さんに対して寄り添う気持ちや自分の志は大切にしてほしいのですが、それに囚われすぎて患者さんにのめり込まないようにしてください。というのも、患者さんは基本的にわがままな存在です。「1回で治してほしい」という要求に応えようとすると、できなかった時にあなたがジャッジされてしまいます。仮にその要求がはじめから無理難題だったとしても、患者さんにはそれがわかりません。「できなかった」という結果だけが伝わってしまうので、あなたがダメだったという評価になってしまうのです。

ちなみに、患者さんがいかにわがままな存在かを表す言葉があります。それは、「ゴッドハンド」です。ゴッドハンドは女性向けの雑誌などで多用される言葉ですが、あなたは決して

この期待に応えるようなことをしてはいけません。
なぜなら、ゴッドハンドとして期待させてしまうと、結果的に患者さんを依存させてしまうだけだからです。それを防ぐには、患者さん自身に、放っておいた自分が悪いということを自覚させる必要があります。だからこそ、検査と予見の精度をあげて、こちらが主導権をしっかり握れるような関係性が必要なのです。

痛みにフォーカスしないで治療計画を重視する理由

繰り返しになりますが、こちらがしっかり主導権を握れる関係性にするには、**痛みにフォーカスした治療計画を立てないことが大事です**。なぜなら、評価や課題、宿題を通じて、患者さんの本気度を確認することが、患者さんのためでもあり治療院の本来の目的でもあると考えているからです。

治療院で過ごす時間内には、問診・検査・カウンセリング・施術・評価・課題・宿題というプロセスがあります。このプロセスを通して、患者さんにしっかり治療と向き合っていく姿勢があるのかどうかを見極めていきます。そして、患者さんには痛みを完全にゼロにすることを目指すのではなく、治療計画の中で徐々に痛みを減らしていくことが大事だと理解してもらうようにします。患者さんの中には、治療院と癒しの違いを理解できていない人もいます。仮に患者さんがリラクゼーションとしての施術を求めている場合は、治療院としての認識が希薄になることがありますから、お互いにとっていい結果にならないことも多いのです。

患者さんが治療に対し本気であるかどうかを見極める方法は、次回の来院時に「前回教わった件ですが、これで合っていますか」など、質問をしてくるかどうかがポイントになります。もちろん質問がない時もありますが、こちら側が提案した宿題に対しきちんと取り組んでくれている人は、大抵なんらかの質問があるものです。

Section 08

物販を成功させる秘密

最強の物販は〇〇〇である

これまでに、治療院での治療のプロセスは、問診・検査・カウンセリング・施術・評価・課題・宿題というものがあるとお伝えしてきました。このプロセスは病院での治療プロセスにもよく似ているところが、癒すだけのリラクゼーションサロン等と治療院の違いです。

さて、この病院とよく似た治療院のプロセスの最後には、宿題とありますが、これは一体なんのことだかお分かりでしょうか。宿題とは、病院でいう処方箋と同じです。病院であれば、治療の最後に処方箋を購入して帰宅すると思いますが、治療院でのここのプロセスは宿題、つまり痛みを克服するためのトレーニングや体操などを行うということになります。

ただ、この時に単にトレーニングや体操を教えて終わりにするのではなく、物販を併せて宿題を提案すると売上が向上します。

病院における処方箋のプロセスにおいて、処方箋を物販だと認識している人はほとんどいないと思いますが、私から言わせれば、病院側から言われた通りの金額を払って薬を購入し、言われた通りに服用するわけですから、処方箋を物販だと捉えてもおかしくありません。

物販がうまくいくと、施術以外に収入の柱ができることになりますから、余裕ができたらぜひ積極的に取り組んでいただきたいことになります。

治療院の物販というと、腰ベルトやサポーター、健康食品、サプリなどがあります。これらのいずれにしても、患者さんは自分のために必要だと思えば多くの人が購入します。ただ、購入する相手は誰でもいいわけではありません。本当のことをいえば、商品がどうしても欲しかったわけではなく、尊敬している先生、あるいは信用信頼している先生から勧められたから購入するという人が多いと思います。

先ほどのような物販商品の中には、どうしても治療に必要というわけではないものも含まれます。でも、これらの商品を施術と併用していくことで、患者さんは今よりもよくなっていきますから、きちんと患者さん側にもメリットがあります。

営業出来ない先生はＰＯＰにこだわりなさい

私は治療院で施術を行いながら物販も行っています。物販を成功させるには具体的にどんなことをしていけばいいでしょうか。

まずは大前提としては、先生が扱うその商品のことをよく知り、大好きになることです。治療中にその商品を使うこともあると思いますが、その際の商品説明などで、先生の熱量が伝わり購入されるということもあります。

また、商品のことを好きになれたら、その良さをどうすれば体感してもらえるのか徹底的に研究してください。研究したら、その内容は動画で表現していきましょう。

院内POPの例

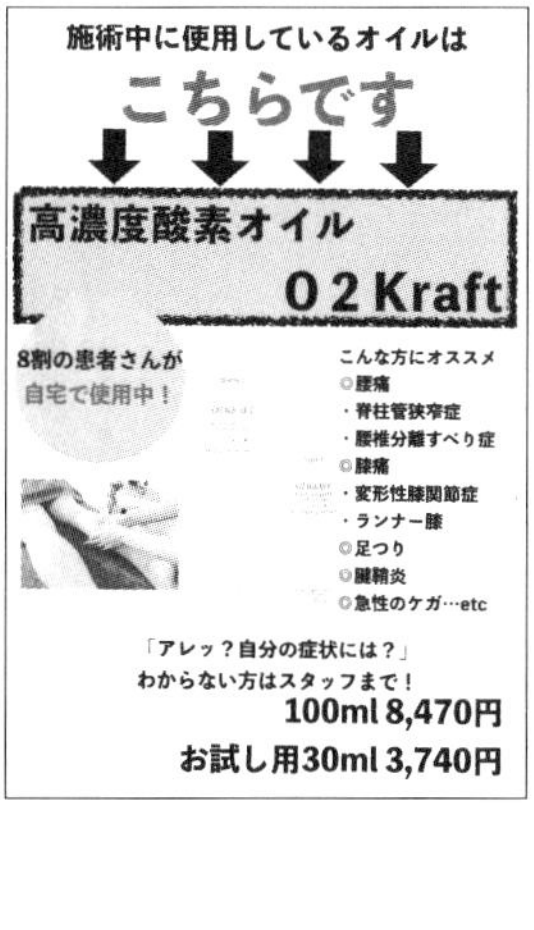
施術中に使用しているオイルは
こちらです
高濃度酸素オイル
O 2 Kraft
8割の患者さんが
自宅で使用中！
こんな方にオススメ
◎腰痛
・脊柱管狭窄症
・腰椎分離すべり症
◎膝痛
・変形性膝関節症
・ランナー膝
◎足つり
◎腱鞘炎
◎急性のケガ…etc
「アレッ？自分の症状には？」
わからない方はスタッフまで！
100ml 8,470円
お試し用30ml 3,740円

なかなか営業が苦手で物販がうまくいかない場合は、院内ＰＯＰの力を借りるのも方法の1つです。私の治療院でも実際にあるオイルのＰＯＰがたくさんあります。写真のように、患者さんたちにボトルキープをしてもらうことで、みんながやっていることだと思ってしまうような仕掛けもあったりします。

Chapter

06

究極の患者さんへの関心力を身につける

Section 01

フォローの重要性

新規患者はスピードが命

治療院経営を安定させるコツは、しっかりと患者さんのフォローを行うことです。経営の基本は、集客、販売、フォローの3ステップをしっかり行うことが大切ですが、中でも見落としがちなのがフォローです。集客や販売を熱心に行う人は多いですが、患者さんを集め、施術して治したらそれでお終いになってしまっているケースは案外多いです。

特に**新規患者さんの場合は、フォローのスピードが大事です**。それは、2章でもお伝えしたように、最も口コミが起こりやすいのが新規患者さんの施術が終わった後のタイミングだからです。正直な話、これを理解している治療院は強いです。

患者さんへのフォローの種類には、サンキューレターやDM、LINE、電話などがあります。治療院業界の場合は、比較的患者さんにとっても使いやすいＬＩＮＥがおすすめです。「ＬＩＮＥからでも予約できます」という形で、ＬＩＮＥ登録を促すことが簡単にリストを取れるのでフォローがしやすいのです。飲食店などは、ＬＩＮＥのリストを取るのに苦労していることが多いので、ＬＩＮＥをうまく活用していきましょう。

そのほか、案外効果が高いのが電話です。特に、関係に不快感を持っている患者さんに対しては効果があるので勇気を出して試してみるといいでしょう。

休眠患者にはタイミングと理由が必要

フォローのポイントは、新規患者と休眠患者で変えることです。

休眠患者に対しては、タイミングと理由が必要です。要は、離れた時の感情を忘れた頃に送るのがベストということです。人によって異なりますが、来院しなくなってから大体半年ぐらいが必要だと思います。

患者さんも、離脱するにはエネルギーが必要です。その負のエネルギーを忘れるには、時間が必要です。ですから少し間をあけてというのはそういうことなのです。忘れた頃に、来院を促すようなDMを送ってあげると、また行ってみようかと思ってもらえることがあります。

ちなみに、「2・6・2の法則」でいう下の2割の患者さんには、フォローしてもあまり効果がないのでおすすめしません。クレームや不満を持っている患者さんにフォローしてもあまり効果を発揮しないので、「2・6・2」の上位・中位の8割の患者さんにフォローすることが大切です。年賀状や暑中見舞い、何周年ハガキなど、タイミングを考えたフォローをしていきましょう。

2・6・2の法則

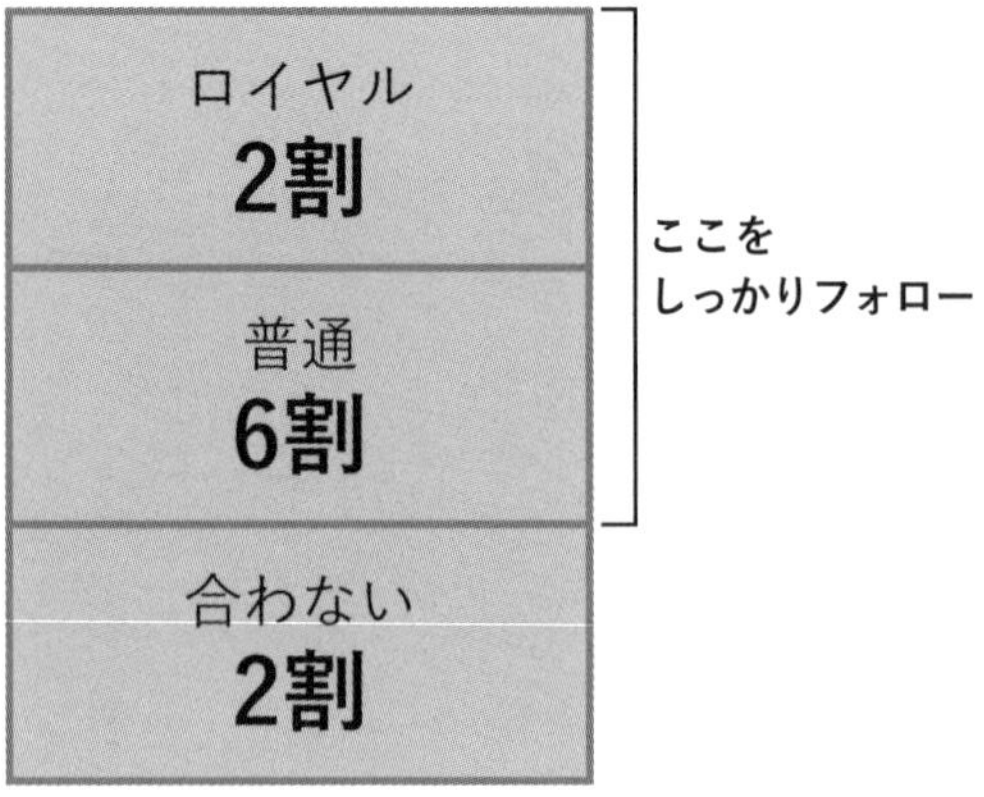

Section 02

治す事をゴールにすると貧乏治療院になる理由

結果ではなく満足度にフォーカスしよう

治療院経営のゴールは、患者さんからの口コミ・紹介をもらうことと、継続的なメンテナンスに通ってもらうことの2つです。治すことだけに専念すると、治った患者さんは治療院から卒業しますから結果的に患者数が減少してしまいます。ただ、治療を通じて感動を与えることができれば、卒業しても既存の患者さんたちからの口コミ紹介が増えるので、患者数は減ることはありません。

治療を行う際は、結果だけでなく患者さんの満足度に焦点を当てることが重要です。治療院の施術で結果を出すことは当然ですが、それだけでは十分な効果は生まれません。治療を行う際、治療計画に従って進めることが大切です。しかしながら、いくら計画があってもその計画通りには進められないこともあります。でも、うまくいったとかいかなかったという事実に囚われることなく、もう一度確認しながら少しずつ治療計画に戻していけばいいだけです。治療院経営では、患者さんの満足度を優先することを最優先してください。満足度を向上させるためには、例えばベッドからの立ち上がりをサポートしたり、スリッパを揃えたり、靴べらを提供したり、扉を開けて荷物を持ってあげたりするなど、ささいな気配りも重要です。

ここで、アメリカで大繁盛した歯医者の話をします。

その歯医者は、たった1つあることをしたことによって繁盛歯科医院になりました。どういうことかというと、休日に患者さんに電話をかけ患者さんの調子をヒアリングしたのです。そうすることで、アメリカの人たちから「あの先生は、休みの日も私の母のことを心配してくれる」ということで口コミや紹介が起き、大繁盛歯科医院になったのです。

要するに、フォローだけで成功したその会社は、フォローの仕方で患者さんの感情を動かしたことによって口コミや紹介を起こしたのです。この事例でわかるように、患者さんの満足度にフォーカスすると、フォローの仕方にあることを理解してください。

Section 03

症状ではなく人に興味を持っていますか？

患者は何を求めているのか？

患者さんに対する接し方は、患者さんの症状ではなく人間性に興味を持つことです。症状や技術ばかりを気にしてしまう治療家の場合は、技術さえあればいいと考えがちです。患者さんの痛みを解消することに意識が向いてしまうので、症状にフォーカスしすぎてしまうのです。治療院には、特に中高年や高齢者の患者さんがよく来院されます。治療院では痛みが一度軽くなりますが、再び痛みが出てくると落ち込んでしまうことがよくあります。このような時、治療院としてできることは患者さんへのフォローです。

患者さんへのフォローをしようと思っていても、症状ではなく患者さんという人に対する関心がなければ、治療が終われば患者さんは治療院から去ってしまいます。治療が終わってもメンテナンスに通ってもらえるようにするには、やはり患者さん自身に関心を持つことが大切です。

顧客管理シートを作成しよう

患者さんにとって最も重要なことを常に心に留めておくことが大切です。例えば、学生の子を持つ40代の女性であれば、子供に対しての投資を積極的に行っています。ですから子供の話題や部活動で役立つ筋肉トレーニングなど、患者さんが大切にしていることに関心を持ち、関係する話をすることも患者さんの喜ぶことです。

さらに、患者さんが本当に求めているものを見極めることが重要です。例えば、高齢で一人暮らしのおばあさんが痛みを取り除くことが目的で通院している場合でも、その痛みがなくなり通院が終わることが本当に望ましいことではありません。

高齢者の一人暮らしという寂しさを考慮して、痛みがなくなった後も継続的に通っていただけるような機会を作るのもある意味正解です。

このように、患者さんが何を求めているのか、何を大切にしているのか、どのような価値観を持っているのかを常に把握することが重要です。そのために、顧客管理シートのようなものを作成しておくことがおすすめです。

顧客管理シートには、患者さんの家族構成や仕事、趣味、地元などの情報を記録するだけでなく、患者さんがどのような経緯で来院し、治療を受けることになったのかというストーリーも共有しておいてください。こうすることで、スタッフ間での情報共有がスムーズになり、患者さんとの関係もよくなっていきます。

Section

04 先生が良い人だからこそ患者さんは本当の事を言わない

患者さんは本当の事は言わない

先生に対し言いたいことがあっても、先生がいい先生であればあるほど、患者さんは嫌われたくないという心理から本当のことを言いにくくなります。

このように、患者さんが言いたいことがあるのに言えないという状況を作らないようにするには、まず、男性と女性の患者さんへのアプローチには違いがあることを知っておく必要があります。

男性は理性や知性、責任感を重視する左脳型で、自分で結論を導くことが好まれます。一方、**女性は感性や調和を重視する右脳型で、ストーリーや経緯を重要視します。**ですからもしも女性患者さんが来院した場合は、共感や丁寧な説明が大切です。

女性患者さんにとっては、治療院や先生の雰囲気がとても重要です。ですから女性の患者さんから口コミでいい評判を得ようと思ったら、清潔感や爽やかさ、話しやすさなどに気を配ってください。不潔感やデリカシーの欠如、上から目線な態度は絶対に避けるべきです。

女性の患者さんに特別感を与えるためには、例えば「Aさんだけ特別ですよ」と言ったり、Bさんに対しても「Bさんだけ特別ですよ」と伝えることが効果的です。こうすることで患者さんは自分だけを大切にしてくれると感じるようになるからです。

しかし、真面目すぎる先生ですと、このような違いを出すことに抵抗感がある人も少なくありません。でも、それはあまり気にしなくてもいいでしょう。

女性の患者さんとのコミュニケーションで気をつけることとは、とにかく優しく接することや安心感を与えることです。いつも笑顔を見せ、話をじっくり聞いてあげるようにしてください。また、相手の話を遮らないようにすることです。せっかちに話を進めようとすると相手が不快感を感じてしまいますから、ゆっくりと相手のペースに合わせて話をするようにしてください。患者さんの名前を何度も呼ぶことも、距離を縮めるには有効です。

Section

05 アンケートをとろう

アンケートから自院の強みを知ろう

繁盛治療院を続けていくために、**アンケートをうまく活用することをおすすめします**。

仮に今、あなたの治療院の売上が落ちているとしたら、その原因となっているのは患者さんと治療院とのギャップです。

そのギャップを埋めるのにおすすめな方法は、アンケートです。患者さんのニーズをアンケートで調査し、自分たちの強みとニーズを把握してみてください。例えば、私が過去に実施したアンケートでは、患者さんから「勉強熱心」と評価されていました。今いる患者さんから評価されているのだから、この要素は他の人たちからも好かれるだろうと仮説を立て、勉強熱心さを発信し、強みを明確にしたという背景があります。

その結果として、好きな患者さんだけに囲まれた理想の治療院経営ができています。

魔法の改善アンケートとは?

アンケートは有効ですが、正直な意見が得られないこともあります。また、ネガティブな意見があると、こちらも気落ちしてしまうことがあります。

ただ、そんなネガティブな結果もプラスに捉え、よりよくなるためのきっかけとして利用できれば理想です。患者さんたちからのアンケートとしてネガティブな意見が集まったら、それをどうすればいいのかもついでに患者さんたちに聞いてみましょう。

例えば、「なぜ当院を選びましたか?」といった質問では、集客のポイントを把握することができます。また、「なぜ通い続けていただけるのですか?」という質問からは、リピート率を高めるためのヒントが得られます。あるいは、「今院内で気になるところはありませんか?」という質問であれば、普段の接客サービスや治療院の中の設備や空間を改善するためのヒントになります。

治療院経営を長く安定させるためにも、ネガティブな要素は早めに対処した方が大事に至りません。ですから、患者さんたちに協力してもらい、定期的に治療院のアンケートを実施してみてください。

おわりに

本書を最後までお読みくださりありがとうございます。これで、繁盛する治療院にするための方法が理解いただけたのではないでしょうか。これからご自身が何をしていけばいいのか、明確になっていれば嬉しいです。

本文中では、繰り返し「志」の大切さについてお伝えしてきました。仕事では楽しいことも辛いこともさまざまあります。たとえ小さな治療院だとしても、経営となれば幾つもの課題を乗り越えていかなければなりません。日々に忙殺されていると、自分自身を見失い、全てが嫌になってしまいます。その時に、あなた自身をしっかりと支えてくれるのが、志です。志のことなど全く考えていなかった当時の自分を思えば、スタッフの横領や離職、患者さんの離脱や悪い口コミも、すべて自分のせいだと素直に思えます。

本書の中では、いますぐ取り組めるような集客施策をいくつかご紹介してきました。それらはもちろん全て実践していただきたいのですが、どうか、そのようなテクニックばかりに走るのではなく、志を大切にしてください。

この本があなたの治療院経営の人生を変える一冊になる事を願っています。もしも本書の中でわからないことがあれば、いつでも、ご相談に乗らせていただきます。

最後に、本書を出版する機会をくださった株式会社ケイズパートナーズの山田稔様、株式会社モッティの望月高清様には大変お世話になりました。新しいジャンルの本にチャレンジさせて頂き、ありがとうございました。

高子大樹